Taufflieb.

De l'huile

de foie de morue.

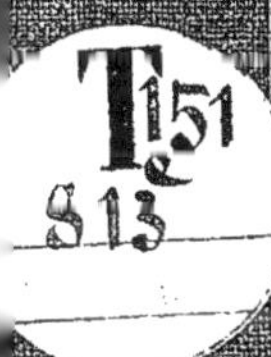

DE L'HUILE

DE FOIE DE MORUE

ET DE

SON USAGE EN MÉDECINE.

PARIS. — IMPRIMERIE FÉLIX MALTESTE ET Cie.
22, rue des Deux-Portes-St-Sauveur.

DE L'HUILE

DE FOIE DE MORUE

ET DE

SON USAGE EN MÉDECINE.

Par M. Ed. TAUFFLIEB,

Docteur en médecine et docteur ès-sciences, médecin à Barr (Bas-Rhin).

MÉMOIRE COURONNÉ PAR LA SOCIÉTÉ MÉDICO-PRATIQUE,
DANS SA SÉANCE DU 27 SEPTEMBRE 1852.

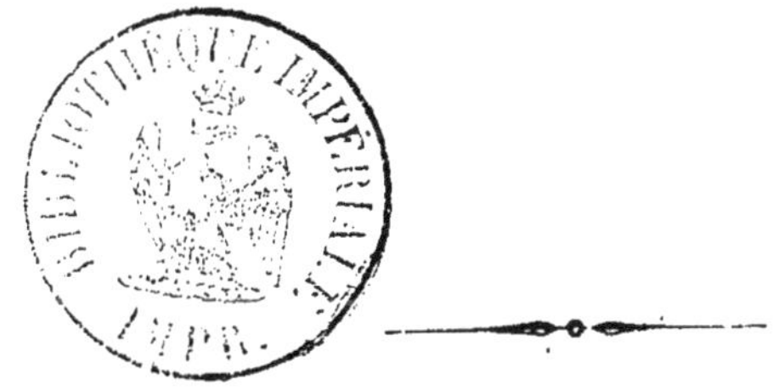

A PARIS,

CHEZ GERMER-BAILLIÈRE LIBRAIRE,
RUE DE L'ÉCOLE-DE-MÉDECINE, 17.

1853

DE L'HUILE DE FOIE DE MORUE

ET DE

SON USAGE EN MÉDECINE.

Par M. Ed. TAUFFLIEB,

Docteur en médecine et docteur ès-sciences, médecin à Bar, département du Bas-Rhin.

MÉMOIRE COURONNÉ PAR LA SOCIÉTÉ MÉDICO-PRATIQUE ,
DANS SA SÉANCE DU 27 SEPTEMBRE 1852.

> Quam plurimi morbi chronici ut
> curentur, habitus totius corporis
> immutari debet; hinc medicamenta
> diu continuenda.
>
> (*Sydenham. Opera medica.*
> t. 1. p. 16.)

Parmi le petit nombre de remèdes qui ont résisté à la double épreuve du temps et d'une expérimentation faite sur une grande échelle, il faut compter l'huile de foie de morue. Cette huile médicamenteuse a été employée de temps immémorial en Suède, dans le nord de l'Allemagne, en Hollande et sur les bords du Rhin comme remède populaire contre le rhumatisme et l'athritis chroniques.

On prétend que les propriétés médicamenteuses de l'huile de foie de morue furent déjà connues des anciens Romains, qui firent usage de cette huile pour combattre diverses maladies de la peau. M. Gouzée cite à l'appui de cette opinion le passage suivant de Pline le naturaliste :

« Lichenes et lepras tollit adeps vituli marini, muræna-
» rum cinis cum mellis obolis ternis, jecur pastinacæ in
» fictili torrent, donec pinguetudo similis oleo fluat ac
» perungunt. » (*Plin. hist. nat. lib. xxxii, c. vii.*)

L'huile de foie de morue fut pendant longtemps exclusivement employée par le peuple comme remède empi-
rique. Günther de Cologne a vu en 1778 une foule de
malades, atteints de rhumatismes chroniques, se rendre
auprès d'une tannerie établie près d'Eberfeld (Prusse
rhénane) pour y chercher l'huile de foie de morue dont
ils attendaient leur guérison. Les maladies qui résistèrent
à l'usage de cette huile, furent abandonnées comme
incurables. (*Hufeland's Journal* 1824. *T.* 59.)

Ce ne fut que vers la fin du siècle dernier que plusieurs
médecins, tels que Marino, Percival et Darbey songè-
rent à essayer cette huile contre les affections rhumatismales les plus variées.

Soit que cette médication n'eût pas toujours produit
des résultats satisfaisans (car elle échoue dans certains
cas de rhumatisme), soit que le remède dont on ignorait
la composition chimique, dût paraître à *priori* jouir de
peu d'efficacité, l'huile de foie de morue fut de rechef
abandonnée par les hommes de l'art.

Il arriva cependant que beaucoup de malades, affectés
de rhumatismes chroniques, chez lesquels on avait inutilement employé le traitement médical ordinaire, se déci-
dèrent, en désespoir de cause, à revenir à l'usage de
cette huile. Des guérisons inattendues et inespérées finirent par donner l'éveil aux médecins et les portèrent à
étudier sérieusement un remède trop longtemps dédaigné.
C'est ainsi que le docteur Schenck de Siegen, témoin en
1820, de plusieurs de ces guérisons, fut conduit à faire
sur l'action médicamenteuse de l'huile de foie de morue
une série de recherches qui contribuèrent puissamment à
introduire définitivement cet agent thérapeutique dans le
domaine de l'art de guérir.

On reconnut bientôt que l'huile de morue n'avait pas seulement la propriété de guérir certaines affections rhumatismales, mais qu'elle pouvait encore être employée avec succès dans le traitement des diverses formes de la maladie scrofuleuse et de plusieurs autres maladies chroniques. Depuis 1822 la presse médicale et surtout les journaux allemands ont enregistré une foule d'observations et de recherches fort intéressantes sur les propriétés de l'huile de foie de morue. Parmi ces recherches, il faut citer celles de plusieurs médecins distingués tels que Günther, Rust, Brefeld, Osberghaus, Hacker, Schütte, Berghaus, Roesch, Basse, Kolkmann, H. Richter, Fehr, Osius, Bauer, Panck, Kopp, de Busch, Gumpert, Helmenstreitt, etc.

En France, ces travaux restèrent à peu près inconnus ou inappréciés jusqu'en 1837, et ce ne fut que quelques années plus tard, en 1841, qu'un médecin anglais, M. Hugues Bennet, les fit connaître à ses compatriotes. Avant cette époque les médecins français et anglais n'opposèrent, en général, à la carie scrofuleuse que les amers, les préparations d'iode et de baryte, et le plus souvent, on en vint, pour dernière ressource, au sacrifice des membres malades.

J'ai fait connaître en 1837, 1839 et 1840, dans plusieurs articles insérés dans la *Gazette médicale de Paris*, t. 5, p. 502; t. 7, p. 705 et t. 8, p. 632, quelques-uns des faits les plus remarquables publiés par les Allemands, ainsi que les observations recueillies dans ma propre pratique, observations qui mettent hors de doute l'efficacité de l'huile de foie de morue dans certains cas de tumeurs blanches et de caries scrofuleuses des plus graves où le traitement ordinaire avait complètement échoué. Ces résultats et ceux non moins satisfaisans, publiés en 1839 par les médecins belges MM. Delcour, Gouzée et Rayé furent accueillis avec beaucoup de réserve par la plupart des médecins français, à en juger par le peu d'empressement que l'on mit à essayer ce traitement, même dans le cas où l'huile de foie de morue jouit d'une efficacité incontestable. M. Guérin, rédacteur en chef de la *Gazette Médicale* de Paris, en rendant compte, en 1842, d'un travail de M. Bennet, constata ce fait dans les termes suivans : « En France et en Angleterre l'huile de foie de morue » est à peine connue, et dansla plupart des pharmacies » de ces deux contrées, on en demanderait vainement des quantités un peu considérables. » (*Gaz. Méd.* de Paris, 17 décembre 1842.)

Depuis cette époque, les propriétés médicamenteuses de l'huile de foie de morue ont été étudiées en France et en Belgique par un grand nombre de médecins distingués avec un zèle digne d'éloges. On peut citer entr'autres MM. Guersant, Bretonneau, Stoeber, Dubois, Stapleton, Emery, Devergie, Trousseau, Pidoux, Pereira, Escallier, etc.

Aujourd'hui l'emploi de cette huile s'est tellement généralisé et il s'en fait une consommation telle, qu'elle est devenue une des branches les plus importantes du commerce de la droguerie.

Histoire naturelle médicale de l'huile de foie de morue. — Préparation, propriétés physiques et chimiques; espèces différentes.

L'huile de foie de morue (*Oleum jecoris aselli, Oleum morrhuæ*) provient de plusieurs espèces de poissons du genre Gade, genre de poissons jugulaires de la famille des Auchénoptères que l'on rencontre surtout dans la mer du Nord, dans la mer Baltique et dans diverses parties de l'océan Atlantique, vers le littoral de la France, de l'Angleterre, de la Norwège, de l'Islande et de Terre-Neuve.

Le shuiles de morue, livrées au commerce, proviennent

principalement des espèces suivantes qui sont très répandues : le dorsch (*Gadus callarias*), le cabéliau ou morue commune (*Gad. morrhua*) le sey (*Gad. carbonarius*) et le brosme (*Gad brosma*).

On obtient l'huile de foie de morue par plusieurs procédés différens : c'est à ces divers procédés d'extraction que l'on doit les différentes sortes d'huile que l'on trouve dans le commerce, et qui sont généralement connues sous les noms de : 1º huile blonde ou jaune claire (*Oleum flavum*); 2º huile rougeâtre (*Oleum rubro-fuscum*; 3º huile brune (*Ol. fuscum s. empyreumaticum*). Nous aurons à dire quelques mots plus tard d'une quatrième espèce d'huile, de celle connue sous le nom d'huile épurée, qui est presqu'incolore.

En Suède et en Norwège on prépare l'huile de foie de morue, pour l'usage médicinal, d'après le procédé suivant, communiqué à H. Richter par plusieurs médecins suédois. On place les foies des diverses espèces de poissons, dont nous avons parlé plus haut, dans de grands verres cylindriques que l'on expose aux rayons solaires. Il en dégoutte bientôt une huile parfaitement claire et transparente, d'une couleur jaune dorée, analogue à celle du vin du Rhin. Cette première qualité, connue sous le nom d'huile blonde (*Ol. album. s. aureum. Der blanke thran*), se rencontre peu dans le commerce et coûte assez cher. Lorsque les foies ne laissent plus suinter d'huile, on les soumet à une chaleur artificielle d'environ 50°. On obtient de cette manière une quantité abondante d'huile d'une couleur plus foncée, comparable à celle du vin de Malaga et d'une odeur de poisson très prononcée. Cette deuxième espèce d'huile, qui est aussi active que la première, est souvent administrée à l'intérieur par les médecins suédois. On la connaît dans les officines sous le nom d'huile jaune-rougeâtre (*Ol. rubro-fuscum. Der braun blanke thran*). Les foies qui ne donnent plus d'huile par ce procédé, sont coupés en morceaux et exposés dans des marmites de fonte à un petit feu pour en extraire toutes les matières grasses. On obtient de cette manière un corps huileux, un peu épais, trouble, d'une couleur brune foncée, un peu verdâtre par réfraction, d'une odeur pénétrante et désagréable, d'une saveur un peu âcre et légèrement amère. C'est la dernière qualité d'huile connue sous le nom d'huile brune (*Ol. empyreumaticum. Der braune Leberthran*) et qui sert plus particulièrement à la préparatiou du cuir. Il existe une quatrième espèce d'huile, l'huile dépurée artificiellement, qui est blanche comme l'huile d'olives, presqu'insipide et qui ne présente qu'une faible odeur de poisson; cette espèce d'huile est rejetée par les médecins suédois comme jouissant de peu d'efficacité.

On se sert en Angleterre d'un autre procédé pour extraire l'huile de foie de morue pour l'usage spécial de la médecine. Ce procédé consiste à exposer les foies de morues fraîches à une chaleur qui ne doit pas dépasser 190° farenheit (environ 80 centig.); on remue la masse jusqu'à ce qu'elle se réduise en une espèce de bouillie épaisse que l'on étend ensuite sur du canevas. On place au-dessous un vase pour recevoir l'eau et l'huile qui découlent de la masse. Après 24 heures on décante l'huile qui surnage et on la filtre. Cette huile est d'un jaune pâle, très fluide, d'une saveur peu marquée et nullement désagréable. (*Donavan. Dublin Journ. n° 51*).

La plupart des huiles de foie de morue qui circulent dans le commerce sont préparées en grand et avec assez peu de soin.

Aussitôt le poisson pris, on lui retire le foie que l'on jette dans une tonne. Ces foies ne tardent pas à laisser suinter leur huile qu'on recueille au fur et à mesure qu'elle surnage. Quand l'huile a cessé de surnager et qu'on n'en peut plus recueillir, ce qui reste dans la tonne n'est plus qu'un mélange d'huile, de boyaux, d'eau, etc. C'est avec ce mélange que l'on fait encore les huiles dites à corroierie. (*Procédé communiqué par M. Soetenacy, armateur de Dunkerque. Bullet. de thérapeutique, 1850, p. 362*)

Un mode d'extraction moins défectueux est adopté dans quelques pays du Nord et permet d'obtenir une qualité supérieure d'huile de morue. On procède de la manière suivante : on expose à la chaleur solaire les foies de morues fraîches dans des tonneaux placés debout et munis de trois bondes superposées. Ces foies laissent suinter une partie de leur huile avant qu'ils n'entrent en putréfaction. C'est cette huile qui surnage d'abord que l'on soutire en enlevant la bonde supérieure : elle est claire, transparente, d'une belle couleur jaunâtre et parfaitement propre à l'usage médicinal. Quelque jours après, les foies se ramollissent, se décomposent par un commencement de putréfaction et abandonnent une assez grande quantité de leur huile, mêlée avec de l'eau. On ôte ensuite la bonde moyenne qui donne une huile jaune-rougeâtre. En enlevant la bonde inférieure on obtient une huile encore plus fortement colorée. Le résidu du tonneau, exprimé à chaud, fournit une huile très foncée et épaisse qui trouve son emploi dans les chamoiseries. (*Tiedemann de Brême. Annales de pharmacie, t.* 31. *p.* 321)

La composition chimique de l'huile de foie de morue a été étudiée à diverses époques par plusieurs chimistes distingués, par MM. Wurtzer, Marder, Brandes, Sparmann, Hopfer, Hausmann, Gmelin, Donavan, Chevallier, Gobley, Girardin, Preisser, Personne, etc.

Nous devons à M. de Jongh, médecin hollandais, une analyse très complète des trois variétés principales d'huile de foie de morue. Voici les résultats de cette analyse :

	HUILE BRUNE.	HUILE ROUGEATRE	HUILE BLONDE OU JAUNE CLAIRE.
Acide oléique et gaduine.	69,785	71,757	74,033
Acide margarique.............	16,445	15,421	11,757
Glycérine....................	9,711	9,073	10,177
Acide butirique..............	0,158	—	0,074
Acide acétique...............	0,125	—	0,045
Felline et acide cholique avec un peu de margarine, d'oléine et de bilifulvine...............	0,299	0,062	0,043
Bilifulvine, acide fellique et deux substances non encore détemi-nées......................	0,876	0,445	0,268
Substance particulière , soluble dans l'alcool à 30°..........	0.038	0,013	0,006
Corps insoluble dans l'eau, l'alcool et l'éther....	0,005	0,002	0,001
Iode........................	0,029	0,040	0,037
Chlore et trace de brôme.......	0,084	0,158	0,148
Acide phosphorique...........	0,053	0,078	0,091
Acide sulfurique. .... '.....	0,010	0,085	0,071
Phosphore.	0,007	0,011	0,021
Chaux......................	0,081	0.167	0,151
Magnésie...................	0,003	0,012	0,008
Soude	0,017	0,068	0,055
Fer........................	des traces.	—	—
Perte......................	2,569	2,603	3,009
	100,0		

D'après cette analyse de M. de Jongh, l'huile de foie de morue brune contiendrait des principes élémentaires de la bile et diverses substances résineuses dans une proportion plus forte que les huiles ronge et jaune ; par contre, l'huile brune serait moins riche en iode, en chlore, en brôme, en phosphates de chaux et de magnésie que les deux autres espèces d'huile. Ces résultats ne s'accordent pas avec ceux obtenus par M. Personne, pharmacien en chef de l'hôpital du Midi, qui a trouvé, au contraire que l'huile de foie de morue brune des hôpitaux de Paris renferme plus d'iode que les huiles blanches du commerce anglais.

Je crois devoir faire observer que l'iode auquel quelques médecins attribuent une grande part dans l'action médicamenteuse de l'huile de foie de morue ne se trouve pas dans cette huile d'une manière aussi constante et dans des proportions aussi notables qu'on l'avait supposé d'abord. MM. Donavan, Chevallier (*Journ. de chimie médicale.* 1846. *p.* 696 *et* 1847. *p.* 128) et Gmelin (*Schmidt. Jahrb.* 1841. *p.* 166) ont constaté l'absence de l'iode dans plusieurs échantillons d'huile de morue. M. Chevallier a obtenu ce résultat négatif en opérant sur une huile qu'il avait extraite lui-même du foie de la morue commune. Le phosphore, d'après des recherches récentes, ne se trouve, de même, qu'accidentellement dans l'huile de foie de morue; cette substance minérale paraît se rencontrer principalement dans les huiles qui tiennent en suspension des détritus de foies de poissons. M. Personne n'a pas trouvé une trace de phosphore dans l'huile de morue pure et filtrée.

Action de l'huile de foie de morue sur l'économie.

Administrée à l'homme sain et à des doses modérées, l'huile de foie de morue ne détermine, en général, aucune altération notable dans les fonctions de la vie organique. Chez quelques personnes cette huile produit un malaise et des nausées qu'il ne faut attribuer qu'au dégoût provoqué par la saveur désagréable du remède.

C'est principalement chez l'homme malade que l'huile de foie de morue révèle son action physiologique et médicatrice. Le résultat le plus remarquable et le plus constant que produise ce précieux remède, c'est de rétablir la nutrition dans la plupart des cas où elle est languissante ou viciée. Cet effet domine tellement tous les autres, que chez les malades, soumis à l'usage de l'huile de morue, une amélioration frappante de l'état général précède presque toujours la guérison ou même la diminution de la maladie locale. C'est principalement chez les sujets épuisés par une diathèse scrofuleuse que l'huile de foie de morue produit souvent des effets surprenans. Sous l'influence de cette huile médicamenteuse, on voit, chez la plupart des malades, l'appétit se relever, la digestion devenir facile, les secrétions et les excrétions se régulariser, la pâleur terreuse de la peau, la bouffissure de la face, l'amaigrissement du corps diminuer graduellement et être remplacés par un teint et par un embonpoint qui annoncent le retour à un état de santé normal.

Continué pendant longtemps et à des doses élevées, l'huile de foie de morue produit souvent les phénomènes d'une nutrition exagérée : état saburral des premières voies, pléthore consécutive, fièvre, inflammations érysipélateuses de la peau, congestions inflammatoires vers les organes parenchymateux, prédisposition à diverses inflammations et aux hémorrhagies (Émery, Benson, Puchelt, Gluge). J'ai pu constater plusieurs de ces effets chez certains malades soumis à ce genre de traitement ; nous y reviendrons plus tard.

Les symptômes de pléthore et de congestion inflammatoire dont nous venons de parler se manifestent plus facilement chez les malades, dont l'état cachectique dépend d'une phlegmasie chronique des organes respiratoires, que chez ceux atteints de scrofules torpides, affectant exclusivement des tissus moins nécessaires à la vie et moins vasculaires, tels que les tissus osseux et fibreux, certaines glandes, etc. La faiblesse générale chez les premiers tient moins à une nutrition vicieuse ou insuffisante qu'à l'épuisement produit par la maladie. En activant chez ces malades la nutrition et la circulation sans mesure et sans précaution, on s'expose à réveiller chez eux le travail phlegmasique et à déterminer une pléthore qui peut devenir dangereuse. Cet inconvénient est beaucoup moins à craindre chez les malades de la seconde catégorie, chez lesquels l'intégrité des organes de la respiration et de la circulation permet de reconstituer sans crainte un corps languissant et affaibli par une nutrition incomplète et viciée.

Lorsque l'huile de morue est administrée dans la période aiguë de la maladie scrofuleuse ou d'une autre maladie quelconque, non seulement elle ne produit aucun effet salutaire sur le mal local dans le cours de cette période, mais elle aggrave encore la fièvre et les autres symptômes généraux de la maladie, ainsi que nous le verrons plus tard. Les malades, qui sont sous l'influence d'une réaction fébrile, éprouvent d'ailleurs pour ce médicament un dégoût invincible, tout à fait analogue à cette répugnance, en quelque sorte instinctive, qu'ils ressentent pour les viandes et les substances alimentaires fortes, dont l'usage ne pourrait que leur être nuisible.

L'huile de foie de morue agit donc en sens inverse des moyens antiphlogistiques ou hyposthénisans (altérans), tels que la saignée, l'antimoine, le nitre, etc. Ces moyens déprimans sont parfaitement indiqués dans la période inflammatoire des maladies, tandis que l'huile de morue, remède essentiellement analeptique et réparateur, ne convient que lorsque l'élément inflammatoire ayant en quelque sorte épuisé son action, il faut venir au secours de la nature, affaissée sous le poids de la lutte et devenue impuissante pour réparer les désordres ou les lésions produites par la maladie.

Il existe toutefois une différence remarquable entre l'action physiologique de l'huile de foie de morue et celle qui appartient aux toniques proprement dits. Les toniques fixes ou diffusibles peuvent, dans certaines circonstances, éveiller ou ranimer momentanément par leurs propriétés stimulantes les forces d'assimilation et de résistance vitale déprimées ou anéanties par une cause débilitante quelconque; mais il ne peuvent réparer par eux-mêmes les pertes de l'organisme qui ne se reconstitue que par l'assimilation des matières alimentaires. La médication analeptique, au contraire, jouit d'une puissance réparatrice directe et autodynamique; elle ne stimule pas seulement les organes, mais elle les nourrit en même temps et les répare jusqu'à un certain point sans le secours d'aucune substance étrangère.

On peut se demander de quelle manière l'huile de foie de morue agit comme remède analeptique.

Pour résoudre une question de cette nature il faut déjà quitter le positif de l'observation pour s'aventurer sur le terrain moins solide des conjectures et des hypothèses. Les médecins qui se sont préocupés de cette question ont expliqué de différentes manières l'action réparatrice et analeptique de l'huile de morue. Suivant les uns, l'amaigrissement dans les maladies de consomption, dépend en grande partie d'une déperdition de substance employée à la combustion de l'oxygène dans l'acte de la respiration. Or, les principes huileux peuvent fournir, en grande partie, les élémens combustibles nécessaires à cette fonction physiologique, sans qu'il soit nécessaire de les emprunter à un corps amaigri (*Théorie de Liebig*). Avec cette théorie on parvient jusqu'à un certain point à expliquer comment l'huile de morue peut empêcher de maigrir; mais on n'établit pas aussi bien de quelle manière cette huile peut restituer aux malades cachectiques les forces et l'embonpoint qu'ils ont perdus.

Le docteur Klencke a expliqué l'action réparatrice et reconstituante de l'huile de foie de morue en s'appuyant sur des expériences fort intéressantes faites sur les animaux. Les recherches microscopiques auxquelles s'est livré ce savant médecin lui ont appris que, chez des animaux bien portants le chyle présentait, quelques heures après les repas, une quantité notable de corpuscules huileux. Chez les animaux cachectiques et mal nourris, il y avait absence presque complète de ces corpuscules dans le chyle. M. Klencke put se procurer un chat, atteint d'une maladie particulière à ces animaux, et qui a beaucoup de rapport avec la maladie scrofuleuse que l'on observe chez l'homme. Les jeunes chats et les jeunes chiens qui souffrent de cette maladie, et que l'on guérit parfaitement en Allemagne par l'huile de foie de morue, sont chétifs, très voraces, assez souvent galeux ; ils ont le ventre gros, les membres grêles, les yeux chassieux et les narines baignées de mucus. M. Klencke put constater dans ce cas de maladie l'absence presque complète des principes gras dans le chyle et dans la bile. Il eut occasion, vers la même époque d'étudier le chyle d'un enfant qui venait de succomber à la maladie scrofuleuse, et il obtint des résultats tout-à-fait analogues. Par contre ayant examiné le cadavre d'un chat qui avait eu la même maladie à un haut degré, mais qui avait été guéri par le moyen de l'huile de morue, il trouva le chyle dans des conditions tout à fait normales. M. Klencke conclut de ces diverses expériences que la cachexie scrofuleuse prend sa source dans une chylification insuffisante et viciée, et que l'huile de foie de morue peut rétablir et rendre plus parfaite cette fonction, en lui fournissant quelques-uns des principes qui lui manquaient et qui sont indispensables à une bonne nutrition. Cette opinion, qui paraît assez plausible, a obtenu beaucoup de crédit en Allemagne dans ces derniers temps ; elle est confirmée jusqu'à un certain point, par les recherches de M. Anderson, touchant l'influence des corps gras sur l'assimilation des matières alimentaires.

L'huile de foie de morue guérit-elle la maladie scrofuleuse par une action spécifique, directe ou élective semblable à celle qui est attribuée au mercure et à l'iode dans la syphilis, au soufre dans la gale, au fer dans la chlorose ?

Je ne pense pas que l'on puisse considérer la maladie scrofuleuse comme une maladie engendrée et entretenue par un principe particulier, *sui generis*, susceptible d'être neutralisé par un remède spécifique, comme cela a lieu pour certaines maladies virulentes telles que la syphilis. La cachexie strumeuse me paraît être bien plutôt le produit d'une nutrition vicieuse et insuffisante et devra céder à un traitement capable d'activer et de régulariser cette fonction. L'huile de foie de morue, ainsi que nous l'avons déjà dit, étant douée de cette précieuse propriété de rétablir la nutrition, elle doit aussi pouvoir provoquer consécutivement la guérison des lésions locales qui dépendent de l'état scrofuleux. C'est, en effet, ce que prouve l'observation des faits : les lésions locales par lesquelles se manifeste la diathèse scrofuleuse ne guérissent ordinairement sous l'influence de l'huile de morue que lorsque l'état général du malade s'est déjà sensiblement amélioré. Cette amélioration se manifeste surtout par le retour des forces et de l'embonpoint, signe certain d'une nutrition plus parfaite et plus régulière.

Il est à remarquer que le traitement analeptique par l'huile de morue produit les mêmes bons résultats, et par une action physiologique tout à fait semblable, dans une foule de cachexies autres que la cachexie scrofuleuse, ainsi que nous le verrons plus loin.

L'influence bienfaisante de l'huile de foie de morue sur les lésions locales scrofuleuses est donc moins une action neutralisante ou spécifique directe, qu'une action dynamique générale qui s'exerce en quelque sorte par l'entremise des organes de la nutrition sur l'économie entière, d'abord, et, consécutivement sur les lésions locales engendrées et entretenues par l'état scrofuleux.

On a pendant longtemps attribué à l'iode les propriétés anti-scrofuleuses de l'huile de foie de morue : cette opinion trouve encore aujourd'hui quelques partisans. J'avais exposé en 1839 (*Gazette médicale de Paris*, *t. 7 p.* 710) les motifs qui m'avaient empêché d'admettre cette manière de voir.

Nous avons déjà vu que l'iode peut manquer dans certaines huiles de foie de morue, et qu'en général il s'y trouve en si faible quantité, que la part d'action thérapeutique qu'on peut lui attribuer devient très problématique. Suivant les analyses de MM. de Jongh, Girardin, Preisser, Chevalier, Gobley et Rabourdin, un kilog. de cette huile ne contient que 28 à 40 milligrammes d'iode ; en sorte qu'un malade qui consommerait journellement 60 à 100 grammes d'huile de foie de morue ne recevrait que des traces d'iode.

L'action physiologique et les propriétés thérapeutiques de l'iode diffèrent d'ailleurs totalement de celles de l'huile de foie de morue ; car tandis que cette dernière engraisse et nourrit comme une substance alimentaire, l'autre produit un effet directement opposé, ainsi que cela est généralement connu.

Nous verrons plus loin que l'action curative de l'huile de morue se révèle de la manière la plus évidente et la plus constante dans certaines formes graves de la maladie scrofuleuse (dans la carie scrofuleuse par exemple), précisément dans celles où les préparations d'iode échouent presque toujours.

Ce que je viens de dire de l'iode peut également s'appliquer au phosphore qui, ainsi que nous l'avons déjà vu, ne se trouve qu'accidentellement dans certaines huiles de foie de morue.

On peut conclure de ce qui précède que, si les principes minéraux, dont je viens de parler, sont pour quelque chose dans l'action thérapeutique de l'huile de foie de morue, il y a tout lieu de croire que cette part d'action est bien faible et, en tout cas, bien peu certaine, puisqu'il a été impossible jusqu'aujourd'hui de démontrer en quoi elle consiste.

Les principes résineux, les acides gras, les élémens de la bile et diverses substances âcres, volatiles et empyreumatiques contenues dans l'huile de foie de morue jouissent de propriétés stimulantes incontestables et dont il faut tenir compte. Ces principes agissent directement sur les organes digestifs à la manièredes toniques, et doivent contribuer à stimuler les fonctions digestives, qui sont languissantes dans la plupart des cas où l'huile de foie de morue est indiquée.

Les diverses espèces d'huile de foie de morue qui ont cours dans le commerce, jouissent-elles des mêmes propriétés médicamenteuses? Si elles n'agissent pas toutes de la même manière et au même degré, en quoi consiste cette différence et quelles sont les règles que doit suivre le praticien dans le choix de ces huiles?

Cette question a depuis longtemps préoccupé les médecins, qui ont émis à ce sujet les opinions les plus diverses et les plus contradictoires; elle mérite d'être sérieusement examinée.

L'huile épaisse, d'une couleur brune foncée, presque noire (*oleum fuscum s. empyreumaticum*), celle avec laquelle on avait obtenu les premiers succès, a été d'abord considérée comme la plus active et comme devant être généralement préférée aux autres variétés plus claires. Cette opinion que j'avais d'abord partagée, mais sur laquelle je suis revenu depuis longtemps, a été adoptée et défendue par Schenck. (*Hufeljourn. t.* 55) Delcour (*Ann de la Soc. de méd. de Gand*), Panck (*Schmidt Jarhb.* 1843), de Jongh (*Ibid.*), Schupmann (*Hufel journ.* 1830), Duclos (*Bullet. de thérap.* 1850), Champouillon (*Ibid.* 185). Suivant d'autres médecins les huiles claires, jaunes ou blondes, non dépurées, sont au moins aussi efficaces que l'huile brune, et comme elles ont sur cette dernière l'avantage d'offrir un goût et un aspect moins désagréables, on doit leur donner la préférence. (*Walcker, Med. ann.* VI), (*Gouzée. Ann. de la Soc. de méd. de Gand* 1841), (*Williams. London. journ. of méd.* 1849), (*Richter et Roesch. Hœser's Archiv. t.* 2). M. de Jong a émis dans ces derniers temps l'opinion que le degré d'efficacité de l'huile de foie de morue dépend moins de la couleur de l'huile que de l'espèce de poisson dont elle provient; suivant cet auteur, l'huile de foie de Dorsch (*Gad. Callarius*) est plus active que celle des autres espèces du genre Gadus.

J'ai eu l'occasion, depuis 16 ans, d'administrer à un assez grand nombre de malades les diverses espèces d'huiles de foie de morue, et voici ce que j'ai observé relativement au degré d'efficacité de ces différentes sortes d'huiles, et, aussi, par rapport aux diverses indications que ces huiles médicamenteuses sont appelées à remplir.

Dans les cas de scrofules, dans lesquels l'huile de foie de morue jouit d'une efficacité avérée et à peu près constante, comme, par exemple, dans la période torpide ou chronique des scrofules des tissus osseux et fibreux, j'ai obtenu les mêmes effets curatifs et à peu près dans le même espace de temps, *quelle que fût l'espèce d'huile employée dans ces maladies*. Dans ces cas toutes les variétés d'huiles peuvent être administrées très longtemps, en toute sécurité, et sans que l'emploi de ces huiles soit entravé par les contr'indications dont j'ai déjà indiqué quelques-unes et sur lesquelles j'aurai à revenir plus tard.

Il n'en est pas de même pour d'autres maladies, qui peuvent se présenter avec une foule de symptômes et d'accidens variés, dont il faut tenir compte, comme cela a lieu, par exemple, dans la phthisie pulmonaire et dans certaines maladies chroniques des organes digestifs. Dans ces cas le choix de l'huile me paraît devoir être soumis à certaines règles que je vais exposer.

Il n'est pas rare de voir, dans le cours d'une maladie chronique des organes respiratoires, survenir une inflammation plus ou moins grave du pharynx et du larynx. Le malade éprouve dans ces cas une sensation très douloureuse de brûlure et de sécheresse dans l'arrière-gorge; la voix est altérée et rauque, la toux sifflante, la respiration gênée. Cette irritation locale est sensiblement augmentée par le contact de toute substance d'une saveur tant soit peu âcre ou piquante comme est celle des corps gras rancis. J'ai remarqué que, dans ces cas, l'huile

brune ou empyreumatique présente les inconvéniens
graves d'un corps irritant, et doit être, de toute nécessité
remplacée par les huiles jaune ou blonde qui sont presqu'entièrement privées des acides volatils gras et des
principes empyreumatiques dont l'action stimulante serait
très nuisible dans les cas dont je viens de parler.

Dans les bronchorrées ou bronchites catarrhales chroniques, non compliquées de pharyngo-laryngite, dans
lesquelles les balsamiques sont indiqués, il faut au contraire donner la préférence à l'huile de foie de morue
brune. C'est aussi l'opinion du docteur Osius (*Med. annal.*
VI. 4). On sait généralement que dans ces cas une légère
stimulation de la muqueuse bronchique est très utile et
peut produire les plus heureux résultats.

Il convient également de recourir à l'huile brune dans
certains cas d'atonie des voies digestives. Cette huile
contient, ainsi que nous l'avons déjà vu, une proportion
notable d'élémens de la bile, de principes résineux et stimulans qui sont des adjuvans utiles dans le traitement de
l'atonie gastro-intestinale. Par la même raison, c'est encore à l'huile brune qu'il faut donner la préférence,
lorsqu'elle doit agir comme vermifuge.

Dans certains cas l'huile brune répugne tellement aux
malades, que l'on n'est plus le maître de choisir et que
l'on se trouve réduit à n'employer que les variétés rou-
geâtres ou jaunes.

Les huiles dépurées artificiellement, que l'on a cherché
à introduire dans la pratique de la médecine, et que nous
voyons souvent annoncer dans les journaux, sont presqu'entièrement privées des principes résinoïdes et biliai-
res provenant de la substance même du foie des poissons,
et se rapprochant, par leur composition chimique et par
leurs propriétés médicamenteuses, des graisses animales
dans lesquelles on aurait introduit une certaine quantité
d'iode. Ces huiles qui ont l'inconvénient d'être plus
chères et moins actives que les huiles naturelles, n'on

d'autre avantage sur celles-ci que d'offrir une teinte plus claire et quelquefois une saveur moins prononcée (1). Ce dernier avantage aurait une certaine importance pour les malades qui , éprouvant une répugnance invincible pour l'huile de foie de morue naturelle, ne pourraient se décider à prendre que l'huile dépurée et incolore. Mais ces cas se présentent rarement, et j'ai remarqué que ce qui répugne le plus à la plupart des malades ce sont surtout les principes gras qui font la base et l'essence de toutes les huiles naturelles ou purifiées. Mes malades ont jusqu'à présent toujours préféré l'huile naturelle à l'huile dépurée artificiellement toutes les fois que je leur en ai laissé le choix.

On a essayé depuis quelques années de substituer à l'huile de foie de morue , d'autres huiles animales, telles que l'huile de foie de raie, l'huile de baleine, et, même certaines huiles végétales pures ou combinées avec de l'iode.

(1) Les huiles purifiées , livrées au commerce, n'ont pas toujours un goût aussi agréable qu'on pourrait le supposer d'après certaines annonces. J'ai essayé récemment un échantillon d'une huile de foie de morue, très recommandée pour ses qualités physiques et pour la quantité d'iode qu'elle doit contenir. Cette huile est à peine colorée; mise en contact avec la langue, elle offre de prime abord une saveur presque nulle, mais elle laisse dans le pharynx, un arrière-goût extrêmement âcre et poivré, qui rappelle tout à fait la sensation que l'on éprouve en avalant une faible dissolution d'iode. Il ne m'appartient pas de décider si une certaine quantité d'iode a été introduite artificiellement dans cette huile, ou si celle-ci contient naturellement une plus forte proportion d'iode que les autres huiles du commerce. Je me borne à faire remarquer que l'on peut obtenir un produit tout à fait semblable, en ajoutant à 30 grammes d'huile de foie de morue jaune une quantité d'iode qui ne dépasse pas 5 centigrammes et en exposant le mélange à la lumière. Après un contact de quelques jours l'huile brunit légèrement, mais au bout de quinze jours à trois semaines elle s'éclaircit complètement et devient presque blanche ; elle présente alors une couleur et une saveur tout à fait semblables à celle de l'huile dont je viens de parler ; l'iode s'y trouve intimement combiné avec les principes gras, au point qu'il ne peut être reproduit que par la saponification et la carbonisation. Ce procédé sim-

L'huile de foie de raie, employée par quelques médecins français et belges dans divers cas de scrofules , jouit, d'après ces médecins, de propriétés médicamenteuses qui se rapprochent beaucoup de celles de l'huile de morue. Je dois faire remarquer que l'usage de l'huile de foie de raie dans la maladie scrofuleuse ne date pas seulement de quelques années ; cette huile avait déjà été employée en Ecosse, il y a une vingtaine d'années dans les cas de rachitisme. (*Médic. and. philosoph. comm. by a soc. in Edimburg. t.* VI, *p.* 94).

MM. Bradshaw (*Prov. journ. déc.* 1845) et Bretonneau (*Bullet. de thérap.* 1847, *p.* 61) disent avoir obtenu des résultats satisfaisans par le moyen de l'huile de baleine employée contre diverses formes de la maladie scrofuleuse. Je dois dire cependant que l'huile de baleine a paru moins efficace que l'huile de morue à MM. Rayé (*Annal. de la soc. des sc. nat. de Bruges*) et Delcour (*Ann. de méd. de Gand*).

pie et facile d'obtenir de l'huile de foie de morue blanche et iodée m'a été indiqué par M. Ritzinger, pharmacien, distingué de Barr.

Voici maintenant les effets obtenus par le moyen de l'huile dépurée du commerce dont j'ai parlé plus haut. Pour avoir un terme de comparaison aussi exact que possible, j'ai essayé cette huile dans un de ces cas où l'huile de morue manque rarement de produire des effets favorables. Une jeune fille, atteinte d'une carie du deuxième et du troisième métacarpien, avait pris pendant plusieurs semaines l'huile de morue brune. L'état général et le mal local s'étaient notablement améliorés sous l'influence de ce traitement. J'ai remplacé ensuite l'huile brune par l'huile jaune naturelle du commerce, l'amélioration continua de la même manière. J'ai passé enfin à l'huile dépurée en question. La malade ne put continuer l'usage de cet huile que pendant trois semaines, elle éprouvait chaque fois qu'elle en prenait une ardeur insupportable à la gorge et une soif inextinguible pendant toute la journée. Elle maigrit de nouveau et la maladie locale, loin d'avoir diminué, paraissait au contraire avoir fait de nouvaux progrès. Ce qu'il y eut de plus fâcheux, c'est que la malade finit par avoir une répugnance invincible non seulement pour cette huile d'une saveur iodée, mais encore pour les autres huiles naturelles, au point qu'il a fallu renoncer, à mon grand regret, à ce genre de traitement.

MM. Martin Duncann et Roger Nun , médecins de Col-
chester, ont employé avec succès l'huile d'amandes douces
chez un certain nombre de scrofuleux. En administrant
cette huile végétale chez les phthisiques à la dose de
15 grammes par jour, la santé générale s'est améliorée
d'une manière remarquable et l'embonpoint a augmenté
de même. C'est ainsi qu'un malade a gagné deux livres ,
un autre quatre livres en une semaine. Seulement,
MM. Duncann et Nun font remarquer qu'il faut surveiller
l'action biliaire pendant l'administration de l'huile d'a-
mandes douces, et que son emploi est contr'indiqué par
des symptômes de congestion et d'inflammation locales
sur l'intestin (*Bullet. de thérap.* 1850, *p.* 92).

M. Dubois , médecin belge , a retiré de bons effets de
l'usage interne de l'huile de pavot, chez plusieurs scrofuleux. (*Ann. de la soc. de méd. d'Anvers*).

Le docteur Bauer de Tübingen a employé avec succès
les frictions avec l'huile de pavot, chez les enfants cachectiques et scrofuleux. (*Wurtemb. corresp. Blatt. t.* 10).

Le docteur Pophen a vu réussir, dans les mêmes circonstances, le lard à peine frit, pris le matin à jeun à la
dose de huit grammes ; aussitôt après cette ingestion , le
malade mange dans un potage quelconque, la portion
graisseuse liquide qui s'est écoulée du lard par l'action de
la chaleur. (*Wochenschrift fur die gesammte Heilkunde* 1841).

Ces succès, dus à l'administration de divers corps
gras, dans les cas de cachexie scrofuleuse et qui ne peuvent être niés puisqu'ils ont été obtenus par des médecins dignes de foi, prouvent : 1º que l'on peut obtenir de
bons résultats dans le traitement de la maladie scrofuleuse par le moyen d'agents thérapeutiques qui ne con-
tiennent qu'une partie des principes que renferme l'huile
de morue ; 2º que c'est surtout par les principes gras que
l'huile de foie de morue agit comme médicament ; 3º que
l'iode n'est pas nécessaire pour produire ces résultats.

Toutefois l'expérience la plus générale s'est prononcée en faveur de l'huile de foie de morue, dont l'efficacité ne peut pas être révoquée en doute, ainsi que nous le verrons plus tard et qui réunit dans sa composition les principes médicamenteux les plus propres à combattre les diverses formes de la maladie scrofuleuse et diverses autres cachexies.

Il me reste encore à dire quelques mots de l'huile d'amandes iodée, préconisée dans ces derniers temps par MM. Marchal de Calvi, Deschamps et Personne.

Cette huile qui contient une assez forte proportion d'iode, peut-être employée avec avantage dans certains cas de scrofules compliquées d'accidents syphilitiques tertiaires, ainsi que le prouvent les observations de MM. Marchal (*journ. des conn. méd.* 1848), Ricord et Gibert (*Bullet. de l'Académie de médecine*, août 1851).

On se rend parfaitement compte de l'influence favorable que l'huile iodée peut exercer dans ces cas de cachexie d'origine à la fois scrofuleuse et syphilitique. Par contre, l'huile iodée réussit moins bien que l'huile de foie de morue dans les autres cachexies, comme, par exemple, dans la phtisie tuberculeuse. M. Champouillon a fait prendre l'huile iodée à un grand nombre de malades atteints de tuberculisation pulmonaire à toutes les périodes et il est arrivé à des résultats négatifs. Il a constaté, en outre, que ce médicament, administré même avec circonspection, excite la toux et une salivation désagréable, irrite les organes digestifs et provoque soit le vomissement, soit la diarrhée. (*Bullet de thérap.* 1851, p. 176).

Effets thérapeutiques de l'huile de foie de morue dans diverses maladies.

Scrofules des systèmes osseux et fibreux. Ostéite et périostite chroniques. Carie; tubercules des os.

C'est particulièrement dans les affections strumeuses des tissus osseux et fibreux que l'huile de foie de morue révèle sa puissance thérapeutique de la manière la plus évidente. Il est impossible d'attribuer ici aux efforts de la nature, ou à des circonstances fortuites les effets curatifs obtenus pendant l'administration dn remède. La plupart des maladies dont il s'agit s'améliorent rarement sans l'intervention de l'art; le plus souvent, au contraire, elles restent stationnaires dès quelles sont abandonnées à elles-mêmes, ou bien elles augmentent et finissent par amener tous les symptômes d'une consomption mortelle.

L'inflammation qui précède la carie ou la fonte tuberculeuse d'une portion d'os, s'annonce ordinairement par des douleurs profondes, continues, quelquefois assez violentes vers la région malade. L'os et le périoste qui le recouvre se tuméfient; la peau devient rouge, livide, un peu pâteuse; elle s'amincit à mesure que l'inflammation fait des progrès, et finit par se rompre en donnant passage à un pus ichoreux, fluide, dans lequel on voit nager quelques grumeaux. Les bords de la plaie se renversent et le fond paraît garni de chairs fongueuses qui recouvrent l'os carié. Abandonné à lui-même, le mal peut rester stationnaire pendant un temps plus ou moins long; mais le plus souvent la maladie tend à s'accroître et fait de jour en jour de nouveaux progrès; le malade s'affaiblit et s'épuise sous l'influence de la fièvre hectique et des évacuations colliquatives qui amènent le marasme et la mort.

L'huile de foie de morue est d'une efficacité éprouvée contre les ravages de cette funeste maladie, elle réussit

encore dans les cas qui semblent désespérés, et alors
même que tous les autres remèdes ont échoué.

Le docteur Schütte de Rimderoth a obtenu la guérison de cinq malades, atteints d'une carie scrofuleuse
par le moyen de l'huile de foie de morue, administrée
pendant plusieurs mois. (*Horn's Archiv. juillet-août* 1824).

M. de Busch de Brême a obtenu des résultats non
moins satisfaisants dans plusieurs cas analogues. (*Méd.
chirurg. zeitung.* 1827, *t.* 4, *p.* 205).

M. Bréfeld a employé l'huile de morue dans toutes
les formes de la maladie scrofuleuse. Mais c'est surtout
dans le traitement de la carie strumeuse que ce médicament lui a rendu les services les plus signalés : huit malades, affectés de carie, furent complétement guéris par
l'usage de l'huile de morue, et, parmi ces malades, il y
en eut deux atteints de carie vertébrale. Chez la plupart
de ces malades on avait préalablement essayé une foule
d'autres moyens réputés anti-scrofuleux sans aucun
résultat. (*Der. Stockfisch Leberthran in médic. Ruck-
sicht.* 1835).

Le docteur Knolz a rapporté l'histoire de trois cas très-
intéressants de carie scrofuleuse des os guérie par l'emploi prolongé de l'huile de foie de morue : 1º carie de
l'olécrane, avec tumeur blanche de l'articulation huméro-
cubitale droite et tumeur blanche du genou droit, chez
une fille âgée de 24 ans (en 1837). 2º Carie du sternum,
tumeur blanche de l'articulation du coude et gonflement
scrofuleux des deux premières phalanges de l'index, chez
un jeune homme âgé de 24 ans (en 1838). 3º Carie de
l'humérus, chez un jeune homme de 18 ans. Guérison par le
moyen de l'huile de foie de morue à la dose de 32 grammes
par jour et après un traitement de deux mois. (*Hufel.
journ.* 1839).

Des faits analogues ont été publiés par MM. Osius de
Hanau (*Méd. Annal. t.* 6), Delavacherie (*Ann. de la Soc.
de méd. de Gand,* 1839), toeber (*Gazette Médicale de*

Strasbourg, 1841), Sourzac de Calais (*Journ. des conn. méd.*, 1842), Krebel (*Schmidt Jahrb.*, 1849), Escallier (*Union Médicale*, 1850).

J'ai eu l'occasion depuis 1836 de traiter par l'huile de foie de morue 21 malades atteints d'altération scrofuleuse des os à divers degré. Chez treize de ces malades la carie des os était bien confirmée et plus ou moins ancienne, chez les 8 autres il y avait simplement gonflement scrofuleux du tissu osseux et du périoste, mais sans suppuration et sans fonte tuberculeuse des os. L'huile de foie de morue fut administrée à ces malades pendant plusieurs mois à la dose de quatre cuillerées par jour. Le traitement général fut secondé, chez quelques malades seulement, par un traitement topique, par une compression modérée du membre malade et par des fomentations faites avec une dissolution de 4 grammes d'iodure de potassium dans 64 grammes d'eau et autant d'alcool.

La guérison fut obtenue chez 10 malades atteints d'une carie des os généralement assez grave, ainsi que l'on en jugera par la description très sommaire qui va suivre. Chez trois malades, atteints de carie, l'huile de morue ne produisit qu'une amélioration passagère. (Nous verrons tout-à-l'heure dans quelles conditions ces malades se trouvèrent).

1er cas. *Carie du corps des deux premières vertèbres lombaires*, paralysie des extrémités inférieures et vaste abcès par congestion chez un jeune homme scrofuleux dès son enfance. C'est le cas dont j'ai publié une relation détaillée dans la *Gazette Médicale de Paris*, en novembre 1839. La matière purulente épanchée se résorba, et le malade recouvra l'usage de ses membres sous l'influence de l'huile de foie de morue administrée pendant plusieurs années. La saillie des deux vertèbres lombaires, due à l'affaissement du corps de ces vertèbres, avait persisté. La guérison s'était maintenue jusqu'en 1849, époque à laquelle ce jeune homme succomba presque subitement

aux symptômes d'une inflammation de la moelle épi-
nière.

2º *Carie des os du tarse* survenue dans le courant de
l'année 1835 chez une petite fille âgée de 6 ans. Le membre malade se présentait, au mois de février 1836 , sous
l'aspect d'une masse informe, percée de plusieurs ouvertures fistuleuses. Le mal avait résisté, pendant près d'une
année , à un traitement interne par les préparations
d'iode et à l'usage des bains iodés. L'amputation aurait
pu paraître l'unique ressource dans un cas aussi déses-
péré , si l'état d'épuisement de la malade et l'apparition
d'une toux sèche n'avaient formellement contr'indiqué
toute opération de cette nature.

Je fis prendre à cette enfant deux cuillerées d'huile de
foie de morue par jour , et je prescrivis les fomentations
avec la solution hydralcoolique d'iode indiquée plus
haut ; on excerça en même temps sur le pied malade une
compression modérée avec une bande en finette. Une
amélioration notable suivit de près l'emploi de ce traitement, et continua à faire des progrès jusqu'à l'époque
de la guérison, qui eut lieu vers la fin de 1837. La petite
malade prit l'huile de foie de morue fort longtemps. Cette
enfant autrefois si chétive et si misérable est aujourd'hui
une grande et belle demoiselle qui n'offre guère de
traces de la maladie grave à laquelle elle a si heureuse-
ment échappé.

3º *Carie du premier métatarsien du pied gauche; Gonflement scrofulenx de l'os malaire droit*, chez une jeune fille
scrofuleuse âgée de 10 ans. La maladie avait résisté
pendant trois ans à divers moyens employés pour la
combattre. Au mois de juin 1837, la malade fut soumise
à l'usage de l'huile de foie de morue à la dose de trois
cuillerées par jour, et on employa en même temps contre
la carie du métatarsien le traitement local indiqué plus
haut. Au bout de cinq à six mois, la tuméfaction de l'os
du métatarse se dissipa ; la partie dénudée se couvrit de

bourgeons charnus, et la fistule, ouverte depuis trois ans, se cicatrisa complètement. L'os malaire revint peu à peu à son état primitif, quoiqu'aucun traitement local n'eût été employé pour combattre la tuméfaction de cet os.

4º *Carie très étendue et très avancée du tibia* chez un jeune homme scrofuleux, âgé d'environ 28 ans. La -jambe avait acquis un volume énorme par suite de la tuméfaction de l'os et des parties molles qui étaient traversées par six trajets fistuleux. La guérison a été obtenue en 1840, après un traitement de neuf mois. On a pu constater plusieurs mois après, à travers la peau qui recouvre le tibia, les pertes de substance que cet os a éprouvées dans plusieurs parties de son étendue.

5º *Carie des phalanges du petit doigt*, chez une demoiselle, âgée de vingt-quatre ans. Un traitement interne et externe par les préparations d'iode, continué pendant deux ans, avait complètement échoué. On considéra cette carie comme incurable, et l'amputation fut proposée à la malade comme l'unique moyen de guérison. Cette opinion fut partagée par plusieurs médecins recommandables.

La malade vint me consulter au mois d'avril 1838. Le doigt auriculaire de la main gauche se présentait sous l'aspect d'une tumeur allongée, cylindrique, au centre de laquelle on put distinguer les trois phalanges considérablement boursoufflées et comme spongieuses. Deux ulcérations profondes et d'une couleur blafarde s'étendaient le long du bord externe du doigt ; le centre de ces ulcérations était traversé par un trajet fistuleux. La peau était tuméfiée, rouge et luisante. Les deux premières phalanges étaient soudées entre elles ; mais l'articulation métacarpo-phalangienne présentait encore quelque mobilité, quoique l'extrémité articulaire de la première phalange fût considérablement tuméfiée. L'articulation cubito-humérale et les deux genoux étaient devenus, depuis quelques jours, le siége d'un engorgement douloureux.

Après avoir combattu l'engorgement inflammatoire des parties molles du petit doigt par deux applications de sangsues, placées sur les parties saines les plus voisines de l'organe malade, j'employai le traitement local déjà plusieurs fois mentionné, et j'administrai, en même temps, l'huile de foie de morue à la dose de quatre cuillerées par jour. Le volume du doigt ne tarda pas à diminuer; les ulcères prirent un meilleur aspect; les articulations se dissipèrent également. Le traitement fut continué jusqu'en 1839, époque à laquelle la guérison put être considérée comme parfaite. Le doigt est revenu à son volume ordinaire; il est même plus mince que celui de l'autre main; les fistules se sont fermées; les os des phalanges ont acquis leur consistance normale ; mais l'os de la première phalange présente une dépression remarquable à son bord externe, une véritable perte de substance. Les deux premières phalanges sont soudées entre elles, mais l'articulation métacarpo-phalangienne est complètement libre.

6° *Carie des os du bras et de l'avant-bras ; tumeur blanche du coude* chez une petite fille scrofuleuse, âgée de six ans. La maladie avait duré depuis cinq ans. Cachexie très avancée, ventre tuméfié , membres grêles, pâleur et maigreur à faire pitié. Gonflement énorme du coude et des extrémités osseuses les plus voisines de l'articulation contrastant avec l'exiguité des os non atteints de carie. Un pus ichoreux sort à la fois par cinq ouvertures fistuleuses. Administration de trois cuillerées par jour d'huile de foie de morue sans aucun traitement topique. Amélioration de l'état général et de la maladie locale au bout de trois semaines. Guérison complète après un traitement de neuf mois.

7° *Carie scrofuleuse des extrémités articulaires qui concourent à la formation du coude, avec deux fistules,* chez une petite fille âgée de huit ans. La maladie avait duré depuis deux ans. Huile de morue à la dose de trois cuil lerées par jour. Guérison après un traitement de quatre mois.

8° *Carie de la partie supérieure du fémur, avec déplacement de la tête de l'os*, chez une petite fille âgée de neuf ans. Quatre ouvertures fistuleuses. Cachexie scrofuleuse très avancée. Guérison, avec ankylose et raccourcissement du membre, obtenue après un traitement d'environ dix mois. L'état général est très satisfaisant.

9° *Carie des deux premiers métatarsiens du pied gauche*, chez une femme scrofuleuse, âgée d'environ trente-cinq ans, affectée en outre d'ulcères scrofuleux au bras et à la figure. L'huile de morue, administrée à la dose de six cuillerées par jour, produisit chez cette malade une amélioration rapide, et la guérison fut obtenue au bout de deux mois.

10° *Carie de l'os maxillaire*, chez un enfant d'une constitution fortement détériorée et scrofuleuse. L'huile de foie de morue a produit chez cet enfant une amélioration remarquable, une véritable transformation de l'état général ; la maladie locale a fini par disparaître.

Je dois faire remarquer que les malades dont il vient d'être question étaient des enfans ou des jeunes gens au-dessous de l'âge de trente ans. Une seule de ces malades, celle de l'observation n° 10, avait dépassé cet âge.

Les trois malades, atteints de carie, qui n'éprouvèrent par l'huile de foie de morue qu'une amélioration passagère, étaient des sujets avancés en âge. Deux de ces malades étaient atteints d'une carie des os du tarse ; ils étaient âgés de près de soixante ans. Un troisième, plus jeune, souffrait depuis plusieurs années du mal vertébral de Pott avec paraplégie. L'huile de morue fut prise par ces malades assez irrégulièrement et avec peu de persévérance.

Huit malades atteints d'une simple tuméfaction scrofuleuse des os, plus ou moins ancienne, guérirent tous sous l'influence d'un traitement interne par l'huile de morue; c'étaient pour la plupart des enfans.

L'efficacité de l'huile de foie de morue dans les altérations scrofuleuses des os ne peut donc être révoquée en doute, et je dirai volontiers avec Bréfeld, que nous n'avons pas de remède dont l'action bienfaisante soit comparable à celle de cette huile médicamenteuse dans les affections si graves dont je viens parler.

Il est à remarquer toutefois que l'huile de morue ne réussit guère dans la période aiguë de l'ostéite scrofuleuse, lorsqu'une inflammation violente, accompagnée de fièvre, précède la suppuration de l'os. Ces symptômes réclament un traitement antiphlogistique que le médecin appliquera avec mesure et avec prudence, en ne perdant pas de vue qu'il s'agit ici d'une maladie qui s'est développée et qui grandit sous l'influence de causes débilitantes.

L'action médicatrice de l'huile de foie de morue est d'autant plus frappante que la maladie est plus ancienne, plus chronique et plus torpide. Cette action se manifeste d'abord par une amélioration très sensible de l'état général qui précède presque toujours la guérison de la maladie locale. L'huile de morue, généralement si efficace, chez les malades jeunes et surtout chez les enfans, produit des résultats moins sûrs et moins satisfaisants chez les personnes âgées.

Le traitement général de l'ostéite scrofuleuse chronique doit être secondé, suivant les circonstances, par un traitement local et chirurgical. Il faut ouvrir les clapiers, éloigner les esquilles, établir, si c'est possible, une compression modérée sur les os boursoufflés, et, quelquefois, stimuler les plaies blafardes et atones par le moyen de topiques résolutifs.

Lorsque la maladie s'est portée sur les extrémités osseuses qui concourent à la formation d'une articulation, ou bien lorsqu'elle a primitivement attaqué les parties molles, le tissu cellulaire sous-cutané, les ligamens, la membrane synoviale pour envahir consécutivement les cartilages et le tissu osseux, il en résulte ce genre d'altérations graves connues sous le nom de tumeurs blanches.

La maladie débute ordinairement par une douleur plus ou moins vive dans l'articulation affectée; peu après, l'on voit survenir, dans le membre malade, une tuméfaction spongieuse, élastique, si le mal débute par les parties molles, ou un gonflment avec dureté si les os sont primitivement atteints. Les mouvemens sont limités, ou abolis, et, dans tous les cas, très douloureux. Si la maladie est abandonnée à elle-même, ou combattue sans succès par des moyens impuissans, il se forme à la longue autour de l'articulation un ou plusieurs abcès qui s'ouvrent par l'amincissement progressif ou par l'ulcération de la peau. Ces ouvertures se transforment en fistules intarissables. Des accidens généraux graves se déclarent, le malade, affaibli sous l'influence de la douleur et de la fièvre lente et épuisé par une suppuration abondante et par des évacuations colliquatives, finit le plus souvent par succomber dans le marasme.

L'huile de foie de morue est encore une ressource précieuse, même dans une maladie aussi grave et aussi désespérante, pourvu que l'épuisement ne soit par arrivé au point de rendre impossible l'absorption et l'assimilation de cette huile médicamenteuse, comme cela peut avoir lieu dans la période de colliquation extrême.

Les tumeurs blanches peuvent être d'origine scrofuleuse ou rhumatismale; l'huile de foie de morue est également efficace contre ces deux formes d'arthrites chroniques, elle réussit moins bien dans les arthrites syphilitiques qui réclament un traitement spécial antivénérien.

L'action bienfaisante de l'huile de foie de morue dans les tumeurs blanches scrofuleuses est démontrée par un grand nombre de faits fort remarquables et très concluans.

Brefeld rapporte l'histoire détaillée de cinq cas d'arthrites chroniques scrofuleuses fort graves guéries par l'usage prolongé de l'huile de foie de morue chez une malade, atteinte depuis trois ans d'une tumeur blanche du genou; on avait employé la cautérisation avec le fer rouge et une foule d'autres moyens externes et internes sans succès. On essaya l'huile de morue dont l'usage fut suivi de près d'une amélioration générale de tous les symptômes. La guérison eut lieu avec une ankylose du genou. Dans deux cas de coxalgie avec déplacement de la tête du fémur, destruction de l'articulation iléo-fémorale, carie du fémur et ouvertures fistuleuses, épuisement général et cachexie scrofuleuse, l'auteur obtint les résultats les plus satisfaisans par l'usage prolongé de l'huile de foie de morue.

Des succès non moins remarquables, obtenus par l'huile de foie de morue dans divers cas d'arthrites scrofuleuses chroniques, ont été publiés par Schülte (*Horn's Archiv.* 1824), Rust (*Theoretisch-prackliseh Handb. des Chir. Vien* 1830), Kuhk (*Rust. magaz.* 1832), Bahn de Bromberg (*De olei jecor. aselli præsertim in coxarthrocace efficacia*), Knod (*Hufel. Journ.* 1832), Münzenthaler (*Ibid.* 1834), Escallier (*Union médicale* 1850).

J'ai pu observer les effets de l'huile de foie de morue chez dix-huit malades atteints de tumeurs blanches et d'inflammations chroniques des diverses articulations.

Tumeur blanche du genou; gonflement douloureux des articulations tibio-tarsiennes chez une jeune fille âgée de treize ans, scrofuleuse, cachectique, non encore réglée. La maladie durait depuis plusieurs années. Depuis six ans la malade souffrait d'un engorgement des glandes cervicales dont plusieurs s'étaient abcédées à différentes époques. Au mois de juin 1837, je lui prescrivis des frictions sur les articulations malades avec une pommade composée de 6 grammes d'iodure de potassium sur 32 grammes d'axonge, la compression de ces articulations avec une bande en finette et quatre cuillerées d'huile de foie de morue par jour. La malade se soumit au traitement local, mais elle refusa de prendre l'huile de morue. Jusqu'à la fin du mois de septembre le mal n'avait fait qu'empirer malgré l'emploi persévérant de l'iodure de potassium : le genou droit était considérablement tuméfié et douloureux, l'engorgement des articulations tibio-tarsiennes avait également augmenté, tandis que les membres étaient devenus de plus en plus grêles. En présence de symptômes aussi alarmans, j'insistai plus que jamais auprès de la malade sur la nécessité de se soumettre enfin à un traitement interne par l'huile de morue, traitement pour lequel elle avait eu jusqu'à présent une très grande aversion. Cette fois-ci mes conseils furent écoutés et suivis. Une amélioration très sensible de l'état général suivit de près l'usage de cette huile médicamenteuse. Au bout de quelques semaines les règles se montrèrent pour la première fois, et reparurent aux époques ordinaires. Dans l'espace de sept mois l'engorgement des articulations s'était complètement dissipé, et la malade put marcher avec la plus grande facilité. A partir de cette époque, la malade cessa de prendre l'huile de morue et la guérison s'est maintenue jusqu'aujourd'hui.

Gonflement douloureux de l'articulation scapulo-humérale chez un enfant à la mamelle, âgé de six mois, teigneux, scrofuleux, chez lequel plusieurs abcès froids se sont successivement développés dans diverses parties du corps. La guérison fut obtenue par le moyen de l'huile de foie de morue administrée à la dose de quelques gouttes, dose qui fut graduellement portée jusqu'à celle de trois cuillerées à café par jour.

Tumeur blanche du genou fort grave depuis deux mois. L'amputation avait été proposée au malade, épuisé par la douleur et par la fièvre hectique, comme unique et dernière ressource. C'est dans cette circonstance fâcheuse que je conseillai au malade l'usage de l'huile de foie de morue à la dose de quatre cuillerées par jour. L'état général ne tarda pas à s'améliorer d'une manière frappante ; les douleurs se dissipèrent graduellement, le gonflement du genou diminua de jour en jour et la guérison fut obtenue après un traitement d'environ trois mois. Aujourd'hui le malade marche avec une légère claudication due à une ankilose incomplète de l'articulation tibio-fémorale.

Trois autres cas de tumeurs blanches du genou moins graves et moins avancées guérirent facilement sous l'influence du même traitement. Il fut nécessaire dans deux de ces cas d'employer préalablement un traitement anti-phlogistique pour combattre les accidens inflammatoires.

Chez deux de ces malades l'articulation resta en partie ankilosée.

Gonflement scrofuleux du coude chez deux malades. La guérison fut obtenue après un traitement de trois mois chez l'un de ces malades. Elle fut plus rapide chez l'autre, cbez un enfant âgé d'environ dix ans.

Inflammation scrofuleuse chronique et simultanée de plusieurs articulations chez deux malades. L'une de ces malades, âgée de 21 ans, non encore réglée, d'une constitution éminemment scrofuleuse, souffrait depuis plusieurs années d'un engorgement douloureux de la plupart des articulations. Les extrémités articulaires des os longs étaient notablement tuméfiées ; plusieurs ganglions cervicaux étaient engorgés. La malade était sujette aux ophtalmies scrofuleuses. Depuis quelques temps elle éprouvait des vertiges et divers autres symptômes de congestion sanguine vers la tête. Après avoir fait cesser cette complication par une application de sangsues au fondement, et par l'usage répété de quelques pilules d'aloès, je prescrivis l'emploi de l'huile de foie de morue à la dose de quatre cuillerées [par jour. Trois semaines après les règles parurent pour la première fois. Au bout de deux mois le gonflement des articulations, des poignets et des genoux avait beaucoup diminué ; celui des genoux avait presqu'entièrement disparu. La guérison fut complète quelques mois plus tard ; l'engorgement de l'articulation s'est dissipé, et la malade marche aujourd'hui avec facilité.

Chez l'autre malade, petite fille âgée de dix ans, il existait un gonflement douloureux du genou et du coude sans réaction fébrile notable. On passa de suite à l'usage de l'huile de foie de morue qui amena une guérison complète au bout de deux mois.

Huit cas de coxalgie à divers degrés. Dans cinq de ces cas la maladie n'était pas fort avancée, la luxation était incomplète, l'inflammation de l'articulation n'avait pas encore produit de suppuration. Chez trois malades on a été obligé de combattre les phénomènes inflammatoires par des moyens antiphlogistiques avant de recourir au traitement analeptique et antiscrofuleux. Après un traitement de plusieurs mois, la coxalgie fut complètement enrayée chez les sujets de cette catégorie, et les malades purent se servir de leurs membres plus ou moins raccourcis. Chez deux malades la suppuration avait eu lieu et avait produit des abcès par congestion. Pendant l'administration de l'huile de foie de morue, la collection purulente disparut par voie de résorption chez l'un de ces malades âgée d'environ 25 ans ; chez un enfant âgé de 4 ans il y avait carie de la tête du fémur avec plusieurs ouvertures fistuleuses. Cet enfant qui avait été extrêmement misérable avant d'avoir pris l'huile de morue, revint en quelque sorte à la vie sous l'influence de ce traitement réparateur. Les fistules se fermèrent après un traitement de plusieurs mois ; mais le membre resta raccourci. Chez un autre enfant âgé de 10 ans, une coxalgie fort grave survint à la suite d'une fièvre typhoïde qui avait déjà épuisé les forces du malade. L'huile de

foie de morue, prise assez irrégulièrement et avec beaucoup de répugnance, ne produisit, chez ce pauvre enfant,
aucune amélioration, pas plus qu'une foule d'autres
moyens que l'on opposa inutilement aux progrès de cette
fâcheuse maladie. Il se forma un vaste abcès autour de
l'articulation iléo-fémorale. Le pus était séreux et de
mauvaise nature. Le petit malade finit par succomber
après avoir langui pendant quelque mois. Malgré cet
insuccès exceptionnel, on ne peut s'empêcher de reconnaître que le traitement par l'huile de foie de morue
peut, dans beaucoup de cas, enrayer les arthrites scrofuleuses les plus graves, même chez des malades chez
lesquels tous les autres moyens ont échoué, et pour
lesquels il semble qu'il n'y ait plus d'autre moyen de
salut que l'amputation du membre malade.

Je crois donc qu'il est du devoir de chaque médecin
de soumettre les malades atteints d'une carie ou d'une
tumeur blanche scrofuleuse à un traitement interne et
prolongé par l'huile de morue pour détruire la cachexie
scrofuleuse, et de ne recourir à l'amputation du membre
malade que dans les cas rares où le traitement général
reconstituant, ayant complètement échoué, il ne resterait
plus que ce moyen extrême pour sauver la vie du malade.
En agissant différemment, on s'expose à mutiler des
malades qui auraient probablement guéri sans l'intervention de la chirurgie, on compromet leur vie en les
soumettant sans nécessité à une opération dont les suites
sont quelquefois funestes ; et quand on a été assez heureux de les voir échapper à ce danger, il n'arrive que
trop souvent que la maladie se reproduit sous l'influence
de la diathèse scrofuleuse que l'on avait négligé de
combattre par des moyens dont l'expérience a démontré
l'efficacité.

Faut-il rappeler, à l'appui des réflexions que je viens
de présenter, la déplorable histoire de cette fille scrofuleuse, reçue dans un des grands hôpitaux de Paris au

mois d'avril 1835, chez laquelle on amputa successivement, à trois époques différentes, le premier métacarpien de la main droite, le premier métatarsien gauche, et, plus tard, enfin, le pied du même côté par la méthode de Chopart, et qui, assez heureuse pour résister à toutes ces opérations, vit néanmoins l'altération des os reparaître presqu'immédiatement après que la dernière de ces amputations eût été pratiquée! (*Journ. des conn. méd. chir.* mai 1837, *p.* 190).

M. Brefeld cite l'observation d'une femme scrofuleuse, âgée de 40 ans, chez laquelle on avait amputé l'index de la main droite dans son articulation avec le métacarpien correspondant, pour une carie de la première phalange du doigt. Cette opération n'empêcha pas la maladie de reparaître aux os du métacarpe et du carpe. Plusieurs années s'écoulèrent, et la carie continua à exercer ses ravages. L'auteur à qui la malade fut présentée, au lieu de pratiquer l'amputation de la main, soumit cette malade à un traitement général ou interne par l'huile de foie de morue. Non seulement l'affection locale guérit à la longue, mais l'état général s'améliora d'une manière remarquable sous l'influence de ce traitement. (*op. cit. p.* 106).

Je crois devoir placer ici une remarque analogue à celle que j'ai déjà faite en parlant de la carie scrofuleuse: je veux faire observer que le traitement par l'huile de foie de morue, ainsi qu'il est facile de le prévoir, réussit surtout dans la période chronique des arthrites scrofuleuses, et lorsque les accidens inflammatoires ont été préalablement combattus et réprimés par l'emploi des antiphlogistiques. Une réaction fébrile modérée et des douleurs plus ou moins vives, qui persistent souvent après l'emploi de ces moyens, n'excluent pas toujours l'usage de ce traitement anti-scrofuleux: on voit souvent ces symptômes s'amender sous l'influence du traitement analeptique, surtout chez les sujets affaiblis ou fortemen scrofuleux.

Si l'huile de morue peut enrayer la marche des inflammations chroniques scrofuleuses des articulations, on comprend facilement qu'elle est impuissante pour réparer certaines lésions organiques qui sont le produit de ces inflammations, telles que l'ankilose, le déplacement des os, la rétraction musculaire, etc. Ces acccidens réclament un autre ordre de moyens et il est bien souvent impossible d'y remédier complètement.

Rachitisme.

Le rachitisme est une maladie des os particulière à l'enfance et qui est caractérisée par le ramollissement et la déformation des tissus osseux. La maladie s'annonce, assez souvent vers l'époque de la dentition, par de la tristesse, de l'abattement et par une tendance au sommeil. Les enfans cessent de jouer, ils refusent de marcher ; les mouvemens sont douloureux et souvent impossibles. L'appétit est quelquefois nul ou peu prononcé, et d'autres fois, au contraire, très développé. La digestion est toujours troublée et irrégulière. Il y a tantôt de la constipation, tantôt de la diarrhée, et presque toujours une tympanite intestinale très prononcée. Ce dernier symptôme a été souvent confondu avec le développement anormal du bas-ventre dû à l'affection tuberculeuse des glandes du mésentère, connue sous le nom de carreau. Les enfans maigrissent, la figure se ride et prend une expression de vieillesse très frappante. Les épiphyses des os longs se tuméfient, l'enfant *se noue* ; en même temps les os ramollis dans toute leur longueur, se courbent ou se coutournent sur leur axe. Les vertèbres qui n'offrent que peu de résistance, s'affaisent sous le poids de la colonne rachidienne, ou cèdent à certaines contractions musculaires et donnent lieu à des déviations antéro-postérieures ou latérales. Il en résulte une déformation plus ou moins considérable de tout le squelette. Le thorax ayant subi une dépression notable de ses parties latérales, le jeu des organes contenus dans la cavité de la poitrine, est entravé ou notablement gêné.

Dans les cas les plus graves, lorsque la maladie n'a pas été enrayée dans sa marche, les enfants dépérissent de jour en jour, les membres inférieurs s'infiltrent, des collections séreuses se forment dans diverses cavités, et les petits malades s'éteignent dans le marasme ou sucombent plus rapidement à quelque maladie des organes thoraciques ou abdominaux.

L'action curative de l'huile de foie de morue, dans cette maladie, est réellement prodigieuse ; on voit cette huile analeptique opérer chez la plupart des malades, même chez les plus misérables, une transformation complète, une véritable résurrection.

Les fonctions de digestion et de nutrition se rétablissent et se régularisent. Pendant que le ventre devient plus mou et perd de son volume, le reste du corps reprend de la vigueur et de l'embonpoint : la peau perd sa flaccidité, les rides s'effacent, le visage reprend sa forme et son expression enfantines, indice assez certain du retour vers la santé. L'enfant reprend sa gaîté et la faculté de marcher. Les os se consolident et perdent leur tendance à se déformer. Il arrive assez souvent que certaines courbures s'effacent à mesure que l'enfant grandit, sans que l'art soit intervenu, et par les seuls efforts de la nature.

Les médecins qui jusqu'à présent ont traité les enfans rachitiques par l'huile de foie de morue sont unanimes pour proclamer les heureux effets obtenus chez ces malades par ce genre de traitement. Je me bornerai à citer Schenck (*Hufel. jour.*, 1826), Schütte (*Loco-cit*), Fehr (*Hufel. journ.*, t. 66), Schmidt (*Rust magax*, t. 35), Most (*Med. zeit*, 1834), Brefeld (*Op. cit.*, 1835), Gouzée (*Ann.*

de méd, belge, 1838), Bretonneau et Trousseau (*Traité de thérap.*, 4ᵉ édit., t. 1, p. 247).

J'ai eu également l'occasion de constater un assez grand nombre de fois les effets salutaires obtenus par cette médication chez les enfans atteints de rachitisme à divers degrés. Une fièvre modérée et une légère diarrhée n'empêchent pas toujours l'emploi de l'huile de morue dans cette maladie. Il n'est pas rare de voir chez les enfans rachitiques, pendant l'administration de cette huile, la diarrhée cesser et la fièvre lente diminuer de jour en jour et finir par disparaître complètement.

On a émis dans ces derniers temps sur l'action que l'huile de foie de morue exerce sur le système osseux une opinion diamétralement opposée à celle généralement admise d'après les faits qui ont été observés jusqu'à présent. Suivant M. Hœbecke, médecin à Sotteghem en Belgique, le traitement par l'huile de foie de morue, loin de raffermir le tissu osseux, produit au contraire le ramollissement de ce tissu. Voici les motifs qu'il donne à l'appui de sa manière de voir. Dans les pays froids et humides, comme par exemple, dans le cercle de Sotteghem où l'huile de foie de morue est fréquemment employée pour combattre les rhumatismes chroniques, les rétrécissemens du bassin sont très fréquens. M. Hœbecke a été obligé de faire l'opération césarienne un assez grand nombre de fois pour cause de rétrécissement du bassin. Presque toutes les femmes qu'il a opérées avaient précédemment fait usage de l'huile de foie de morue. L'auteur croit devoir conclure de ces faits que le ramollissement des os, qui a précédé la déformation du bassin chez les femmes dont il s'agit, a été le résultat de ce genre de traitement. (*Mémoires et observations de chirurgie et d'obstétricie.*)

Je crois qu'il faut donner une tout autre interprétation aux faits signalés par notre confrère belge. Il est probable que les douleurs qu'on avait cherché à combattre par l'huile de foie de morue, étaient précisément les symptômes d'une ostéo-malacie commençante due au froid humide et aux conditions hygiéniques fâcheuses dans lesquelles se sont trouvées la plupart des femmes dont l'auteur a parlé. Dans ces cas l'huile de foie de morue n'a pas produit le ramollissement des os du bassin, mais bien plutôt leur consolidation, seulement cette consodation a eu lieu dans des conditions mauvaises pour la conformation du bassin, c'est-à-dire à une époque où les os avaient déjà été pliés et déformés par l'ostéo-malacie. Si l'huile de foie de morue au lieu de raffermir les os du bassin chez les femmes dont parle M. Hœbecke, les avait au contraire rendus mous et flexibles, il est évident que l'intervention de l'accoucheur aurait été moins nécessaire chez elles que chez toute autre femme.

On a pu s'assurer d'ailleurs, par l'observation directe que l'huile de foie de morue peut raffermir le tissu osseux dans les cas d'ostéo-malacie comme dans le rachitisme. MM. Trousseau et Pidoux ont vu une femme, atteinte de cette maladie au plus haut degré, guérir parfaitement par l'usage de cette huile médicamenteuse; deux mois de traitement ont suffi pour rendre au squelette toute sa solidité, et la malade a joui depuis cette époque de la meilleure santé. (*Op. cit. t.* 1, *p.* 248.)

Carreou ou atrophie mésentérique.

Le développement extrême du bas-ventre que l'on rencontre souvent chez les enfans chétifs, rachitiques, chez lesquels la nutrition se fait mal, peut être facilement confondu avec le carreau, lorsque cette maladie n'est encore qu'au premier degré.

Ce n'est que dans une période plus avancée qu'il est possible d'établir un diagnostic certain, lorsque l'on peut palper, à travers les parois abdominales, les corps arrondis, durs, bosselés, placés profondément vers la

partie moyenne du ventre et qui ne sont autre chose
que les glandes mésaraïques engorgées et douloureuses.
Une erreur de diagnostic dans les circonstances dont je
viens de parler n'est guère préjudiciable au malade. Les
affections du bas-ventre dont il s'agit ici, ont ordinairement une origine commune; on peut dire de l'une comme
de l'autre que le plus souvent elles poussent et végètent
sur un terrain scrofuleux et qu'elles peuvent être guéries
par le même traitement, par l'huile de foie de morue.

On a publié un grand nombre de guérisons obtenues
par l'huile de morue, chez des enfans scrofuleux ou
rachitiques, chez lesquels le ventre énormément développé contrastait d'une manière frappante avec l'exiguité des membres et la maigreur des autres parties du
corps. Dans la plupart de ces cas on avait attribué la
maladie à une affection tuberculeuse du mésentère, sans
qu'il eût été possible de constater directement et d'une
manière palpable, l'engorgement de ces glandes. M. Bréfeld cite, néanmoins, plusieurs cas d'atrophie mésentérique bien constatés et qui cédèrent à l'usage de l'huile
de morue (*Op. cit.*, *p.* 134). J'ai vu guérir par le même
traitement un assez grand nombre d'enfans offrant les
signes généraux ou rationnels du carreau. Mais le plus
souvent, je l'avoue, la tympanite intestinale ne m'a pas
permis de reconnaître d'une manière certaine, l'engorgement des glandes du mésentère.

Engorgement des glandes et des gonglions lymphatiques.

Les effets curatifs de l'huile de foie de morue dans
l'adénite scrofuleuse sont loin d'être aussi manifestes et
aussi certains que dans les maladies dont il a été question
jusqu'à présent. Il est vrai que le docteur Panck de
Moscou a obtenu, par l'emploi de ce remède, la guérison de plusieurs malades atteints d'un engorgement
des ganglions lymphatiques du cou, des aines et de

diverses autres régions du corps ; plusieurs de ces malades avaient été inutilement traités par les préparations d'iode.(*Oppenheim's zeitschrift für die gesamte med.*, t.20). M. Grave a également vu chez un malade, la tuméfaction des ganglions cervicaux se dissiper assez promptement sous l'influence du même traitement. (*Schmidt Jahrb.* 1846. *p.* 16).

D'autres médecins, ayant essayé l'huile de foie de morue dans les cas d'engorgement scrofuleux des ganglions, n'ont pas obtenu des résultats aussi satisfaisans. MM. Bréfeld (*op. cit.*) et Stoeber (*Gaz. méd. de Strasbourg*, 1841, *p.* 1) avouent que, dans beaucoup de cas d'adénite strumeuse, les préparations d'iode réussissent mieux que l'huile de foie de morue.

J'ai administré l'huile de morue à un assez grand nombre de malades atteints d'engorgemens strumeux de diverse nature, et j'ai remarqué qu'en général cette huile exerçait une action peu sensible sur ce genre d'engorgemens. L'impuissance ou le peu d'efficacité de ce genre de traitement dans les circonstances dont il s'agit, m'a surtout paru sensible chez quelques malades affectés à la fois d'une carie des os ou d'arthrite scrofuleuse et d'un engorgement des ganglions cervicaux. Ces malades furent soumis pendant plusieurs mois à un traitement interne par l'huile de morue. Or, pendant que la maladie des os s'améliora de jour en jour sous l'influence de ce traitement et finit par guérir complètement, l'engorgement des ganglions était resté stationnaire ou avait à peine diminué d'une manière sensible.

L'action fondante ou résolutive des préparations d'iode dans certains cas d'engorgement glandulaire est au contraire manifeste et incontestable ; mais cette action est plus ou moins prononcée suivant la nature de l'engorgement et suivant le siége du mal. Les engorgemens mous des glandes parotides, thyroïdes et sous-maxillaires sont ceux qui résistent le moins à l'usage des prépa rations d'iode. Je crois, toutefois, qu'il est important de faire remarquer ici que l'emploi exclusif de ce genre de préparations peut offrir des inconvéniens et des dangers réels chez certains individus scrofuleux, amaigris et prédisposés à la phthisie pulmonaire. On voit quelquefois, dans ces cas, la phthisie tuberculeuse, se développer et faire des progrès pendant et à mesure que les glandes diminuent de volume et s'effacent sous l'influence de l'iode. J'ai vu cet effet fâcheux se produire chez une malade scrofuleuse, affectée d'un gonflement des glandes parotides. La résolution de cet engorgement, obtenue facilement par le moyen des préparations d'iode, fut suivie de près d'une phthisie tuberculeuse des plus graves.

Lorsque ce sont les ganglions lymphatiques qui sont devenus le siége de l'engorgement, et surtout lorsque l'engorgement s'est terminé par induration, il arrive le plus souvent que l'iode est aussi impuissant que l'huile de morue pour en obtenir la résolution complète. Ces ganglions, après avoir diminué un peu de volume sous l'influence de ces moyens thérapeutiques, restent ordinairement stationnaires et indolens pendant un temps indéfini, à moins qu'ils ne deviennent le siége d'une inflammation suppurative.

L'action bienfaisante de l'huile de foie de morue se fait surtout remarquer dans les cas de ganglites très chroniques qui se sont terminées pas suppuration et par l'ulcération de la peau. Cette terminaison, favorable chez quelques malades, est au contraire très fâcheuse pour certains sujets amaigris et chétifs, surtout lorsqu'il existe chez eux un ou plusieurs trajets fistuleux dans certaines régions mobiles et peu fournies de graisse, telles que la région cervicale où le recollement de la peau est difficile à obtenir. On observe souvent dans ces cas une sécrétion purulente intarissable dont il est inutile de signaler les inconvéniens et qui bien souvent fait le désespoir des malades et des médecins. L'huile de foie de morue admi-

nistrée avec persévérance dans ces cas fâcheux, produit
d'abord une amélioration à peu près constante de l'état
général des malades. Les plaies prennent un meilleur
aspect, la sécrétion purulente diminue, et à mesure que
le malade reprend de l'embonpoint, la peau tend à con-
tracter des adhérences avec les parties subjacentes, et la
guérison peut être obtenue, surtout si le traitement général est convenablement secondé par un traitement local
rationnel.

Tumeurs et ulcérations scrofuleuses.

Il n'est pas rare de rencontrer chez les individus scrofuleux des tumeurs plus ou moins dures, circonscrites,
assez superficielles, comprenant la peau et le tissu cellulaire sous-cutané, et placées ordinairement sur le dos de
la main, du pied, sur le bras, dans le voisinage des côtes
et du sternum, etc. Ces tumeurs qui sont d'abord petites,
et qui ressemblent jusqu'à un certain point par leur
consistance à ces kystes connus sous le nom de ganglions, augmentent peu à peu de volume, elles deviennent mollasses et comme spongieuses; elles sont d'une
couleur rouge luisante et finissent ordinairement par
s'ulcérer. L'ulcère qui en résulte présente un fond iné-
gal, mamelonné, baigné d'un pus sanieux et grisâtre
recouvrant des chairs plus ou moins livides. Les bords
sont ordinairement amincis, irréguliers, quelquefois dé-
collés, d'autrefois roulés en ourlet lorsqu'ils tendent à
adhérer au fond de la cicatrice.

La guérison de ces ulcères s'obtient rarement par des
moyens purement topiques. On ne réussira le plus souvent qu'après avoir préalablement détruit chez les malades la diathèse scrofuleuse, et après avoir produit chez
eux une amélioration notable, une véritable transformation de l'état général. Ces résultats peuvent être obtenus
par l'emploi persévérant et prolongé de l'huile de foie

de morue, ainsi que je l'ai observé plusieurs fois. On voit, sous l'influence de ce traitement, les plaies se rétrécir et se couvrir d'un bourgeonnement de bonne nature; les tumeurs s'affaissent graduellement et finissent par s'effacer complètement. La guérison de ces affections locales est presque toujours précédée d'une amélioration très sensible de la constitution générale des malades.

Abcès froids.

Ces abcès sont presque toujours d'origne scrofuleuse. Dans certains cas ils surviennent, pour ainsi dire, d'emblée, sous la forme d'une tumeur fluctuante, indolente et qui s'accroît insensiblement. D'autres fois, au contraire, les abcès froids sont précédés d'un engorgement plus ou moins considérable du tissu cellulaire, engorgement qui se termine à la longue par suppuration. Ces collections purulentes se forment le plus ordinairement chez les individus lymphatiques, pâles, à chairs molles et présentant plus ou moins le type scrofuleux.

Il est très facile, sans doute, de débarrasser les malades de ces dépôts purulens par un procédé chirurgical fort simple, mais ce qui n'est pas toujours aussi facile, c'est d'obtenir le recollement des parois du foyer, la suppression de la suppuration, et surtout une guérison durable et non suivie de la formation de nouveaux abcès. Pour arriver à ces résultats, il faut, ainsi que nous l'avons déjà dit, chercher à modifier la constitution vicieuse des malades par un traitement général réparateur dont l'huile de morue fera la base. Parmi les faits que j'ai observés et qui justifient parfaitement la pratique que je viens de conseiller, je me bornerai à citer le cas suivant qui offre quelqu'intérêt à cause de l'âge tendre du malade et de la multiplicité des abcès.

Je fus appelé au mois de mars 1849, auprès d'un enfant, *âgé de six semaines*; un peu scrofuleux, et qui pré-

sentait vers la partie supérieure de l'avant-bras une
tumeur assez considérable, molle, fluctuante, paraissant
assez douloureuse au toucher. Cette tumeur s'était
formée rapidement ; j'en fis l'ouverture par le moyen
d'un bistouri ; il s'en écoula un flot de pus imparfaitement
lié. Au mois d'avril, formation de deux nouveaux abcès,
semblables au premier et siégeant sur l'un des côtés de
la région cervicale. L'une de ces tumeurs se vida spontanément, l'autre fut ouverte par l'instrument tranchant.
L'état général de l'enfant était loin d'être satisfaisant. Au
mois de juillet, formation d'ulcérations à la fesse, arron-
dies, profondes ayant les caractères des ulcères scrofuleux. Pansement avec cérat de Goulard, avec addition
d'une faible dose d'onguent gris mitigé avec de l'axonge.
Administration à l'intérieur de l'huile de foie de morue à
la dose de 2 à 3 cuillerées a café par jour. A partir de
cette époque l'état général du petit malade s'est amélioré
d'une manière frappante ; les ulcérations se sont cica-
trisées et il ne s'est plus formé aucun nouveau dépôt
purulent. L'huile de morue fut continuée pendant plusieurs mois, et aujourd'hui la santé de cet enfant ne laisse
plus rien à désirer.

Ophtalmie scrofuleuse.

Les inflammations de l'œil qui surviennent chez les
individus scrofuleux, présentent un caractère particulier,
signalé et décrit par tous les ophtalmologistes. Ces inflammations, qui sont assez fréquentes et très opiniâtres,
peuvent affecter les glandes de Meibaumius, la conjonc-
tive ou la cornée ; assez souvent ces trois parties sont
malades en même temps. Les ophtalmies dont il s'agit,
doivent être directement combattues par un traitement
local approprié à la maladie, comme il convient de le
faire pour les autres ophtalmies en général. Il ne serait
pas permis, dans ces cas, d'attendre uniquement la gué-

rison d'une médication générale antiscrofuleuse dont l'action est trop lente.

Il faut aussi, sans perdre de temps, s'opposer par un traitement énergique aux ravages souvent irréparables que ce genre d'inflammation peut produire dans un court espace de temps sur un organe important et très délicat. Ce n'est que quand cette première indication est remplie qu'il faut chercher à combattre la diathèse strumeuse, par un traitement antiscrofuleux efficace, afin de détruire la cause qui rend ces ophtalmies si graves, si rebelles et si sujettes à la récidive. L'huile de foie de morue peut très bien remplir cette indication. L'action de cette huile est lente, mais elle est sûre et les effets qu'elle produit sont durables.

J'ai eu l'occasion d'observer les effets de ce traitement dans les diverses formes de l'ophtalmie scrofuleuse, chez environ 70 malades. C'étaient pour la plupart des enfants pâles, lymphatiques, scrofuleux ; plusieurs d'entr' eux présentaient une éruption dartreuse à la figure, principalement dans le voisinage des paupières ; celles-ci étaient spasmodiquement contractées sous l'empire d'une photophobie ordinairement très intense et très opiniâtre. Chez beaucoup de ces malades, la cornée était plus ou moins compromise. L'huile de foie de morue, administrée concurremment avec un traitement local convenable, produisit chez la plupart de ces enfans, une guérison solide et durable.

On peut se demander dans quelle mesure chacun de ces traitemens a pu contribuer à produire ces heureux résultats.

Voici ce que l'observation m'a appris à cet égard. Lorsque l'ophtalmie était récente et aiguë, le traitement direct ou local a bien souvent suffi pour modérer et même pour arrêter le travail inflammatoire. Dans ces cas, l'amélioration a eu lieu avant que l'action de l'huile de foie de morue ait eu le temps de se produire. Mais il n'en a pas été ainsi lorsque la maladie avait duré depuis quelque temps, lorsque la santé du malade était notablement détériorée, soit par de longues souffrances, soit par la privation de l'air et de la lumière, soit enfin par les progrès naturels de la maladie scrofuleuse. Dans ces cas l'on n'obtenait qu'une amélioration passagère, ou bien l'ophtalmie résistait avec une opiniâtreté désespérante à l'emploi des moyens les plus rationnels. Ce fut alors que l'action bienfaisante d'un traitement général par l'huile de foie de morue devenait très manifeste. Cette action se faisait surtout sentir par une amélioration frappante de l'état général des malades. Cette amélioration fut ordinairement suivie de la disparition lente et graduelle des symptômes d'ophtalmie contre lesquels divers moyens avaient été longtemps et inutilement dirigés, et dont la persistance ne pouvait être attribuée qu'à la constitution vicieuse et détériorée des enfans.

On a également employé avec succès l'huile de morue en l'appliquant directement sur l'œil malade, soit pure, soit mélangée avec d'autres substances. (Brefeld, Carron du Villards, Tavignot). Cette huile détermine par son contact avec l'œil malade une impression fort douloureuse ; elle paraît agir dans cette circonstance, en produisant une irritation substitutive à la manière du laudanum et des autres collyres stimulans.

Maladies de la peau.

Les maladies cutanées les plus graves, les plus chroniques et les plus rebelles à tous les traitemens topiques se rencontrent ordinairement chez les individus cacochymes, chez ceux qui ont ce que l'on appelle vulgairement le sang mauvais et qui présentent plus ou moins le cachet de la diathèse strumeuse. L'huile de foie de morue est encore, dans cette circonstance, un des remèdes auxquels le praticien pourra s'adresser avec le plus de confiance.

H. Richter est le premier médecin qui ait essayé l'emploi de cette huile dans les maladies chroniques de la peau, principalement dans les galés très invétérées, compliquées d'ecthyma ou d'une éruption furonculeuse chez les individus d'une constitution détériorée. Ces essais ont été suivis de succès. (*Méd. Zeit. des Vereins für Heilkunde*. 1835)

Brefeld (*op. cit. p.* 147), Hartmann (*Berliner méd. Zeit.* 1842. *p.* 677), Koll (*Sachi repert. Jahrb.* 1847. *p.* 348) ont également réussi dans plusieurs affections cutanées, principalement dans les diverses espèces de teignes, par le simple emploi de frictions faites avec l'huile de foic de morue. Müller a vu guérir par le même traitement, plusieurs cas de *herpes exedens*, qui avaient résisté à une foule de remèdes différens. (*Heidelb. méd. annal.* 1838). Schenck obtint, par l'emploi prolongé de l'huile de foie de morue prise à l'intérieur; la guérison d'une dartre rongeante de la face, chez un malade scrofuleux (*Schmidt. Jahrb.* 1839). Osius traita de la même manière, et avec le plus grand succès; un grand nombre de malades d'une constitution cachectique; atteints de diverses affections cutanées, telles que les suivantes : *tinea capitis benigna, crusta lactea, herpes scrofulosus nasi, acne punctata, porrigo favosa; scabies cachectica, elephantiasis tuberculosa* (Schmidt. Jahrb. 1841).

Le docteur Cless de Stuttgard rapporte l'observation de deux malades scrofuleux affectés d'un impetigo grave du visage et du cuir chevelu; inutilement combattu par un traitement topique, et qui céda complètement à un traitement interne et externe par l'huile de foie de morue. (*würtemb. corresp. Blatt.* 1842).

Hughes Bennet a employé avec succès le même genre de traitement contre l'eczéma chronique, l'eczéma impétiginodes et le favus. Il seconde l'usage à l'intérieur de l'huile de foie de morue par des lotions alcalines. Dans les cas de favus, le docteur Bennet prescrit le traitement suivant : à l'extérieur , d'abord des cataplasmes pendant plusieurs jours, pour faire tomber les croûtes ; ensuite les croûtes détachées, des onctions matin et soir sur toute la tête avec un pinceau mou imprégné d'huile de morue; la tête est enveloppée continuellement dans un serre-tête huilé. Lorsque l'huile, en s'accumulant s'est épaissie, on nettoie avec soin les surfaces malades avec du savon et une éponge douce. La durée du traitement par l'huile de foie de morue est environ de six semaines, bien au-dessous par conséquent de la durée du traitement des frères Mahon, à l'ôpital St-Louis. (*Bullet. de thérap.* 1848 *p.* 42).

J'ai obtenu par l'usage interne de l'huile de foie de morue, la guérison de plusieurs cas de favus et d'impetigo qui avaient résisté à une foule de moyens différens. Je citerai entr'autres le cas d'une petite fille âgée de huit ans, atteinte depuis l'âge de deux ans d'une éruption impétigineuse qui avait envahi tout le cuir chevelu et une partie de la face. On avait obtenu plusieurs fois la diminution et même la disparition de cette éruption par l'emploi à l'extérieur de diverses préparations alcalines, sulfureuses et mercurielles administrées avec précaution, mais chaque fois que l'exanthème disparaissait , la petite malade fut atteinte d'une bronchite intense avec une grande difficulté de respirer. Ces symptômes alarmans ne cessaient qu'avec la réapparition de la maladie cutanée. L'enfant était faible, maigre et pâle. Je prescrivis pour tout traitement l'huile de foie de morue à la dose de trois cuillerées par jour. L'enfant reprit des forces et de l'embonpoint, l'exanthème finit par disparaître sans le secours d'aucun traitement local et sans que la disparition de l'exanthème fût suivie du moindre accident du côté de la poitrine.

L'huile de morue a été employée avec succès depuis un certain nombre d'années dans les diverses formes de Lupus.

M. Alphonse Devergie a fait depuis 1840, des recherches très intéressantes sur l'action de l'huile de foie de morue à haute dose dans le lupus rebelle ; les résultats qu'il a obtenus ont été publiés dans divers journaux (*Journ. de méd. et de chirurg. prat. Mai 1848. Gazette des hôpitaux 1848. Bullet. de thérap. nov. 1848*). L'huile de morue brune fut administrée matin et soir à la dose de douze à quatorze cuillerées à bouche. Ce genre de traitement réussit au-delà de ce que l'on avait osé espérer. Pour pouvoir mieux constater l'influence de l'huile de foie de morue dans des maladies aussi rebelles, M. Devergie partagea en deux séries les malades affectés de lupus. Aux uns on ne donna que de l'huile de morue à haute dose, aux autres on administra des préparations d'iode et de fer. On remarqua bientôt chez les premiers une amélioration tellement évidente, que les malades de la seconde division demandèrent unanimement à prendre l'huile de morue, quelque répugnance qu'ils eussent pour un remède aussi désagréable. Toutefois ce traitement ne réussit pas également bien dans toutes les formes de lupus. Suivant M. Devergie, la forme qui cède le plus facilement est celle du lupus serpigineux non ulcéré. Les lupus de la face sont plus rebelles au traitement que ceux des membres et du corps. M. Devergie seconde souvent le traitement interne par l'emploi de divers topiques résolutifs ou cathérétiques, tels que l'huile de cade, les bains sulfureux ou iodés, la pâte caustique de Canquoin, etc.

M. Emery a expérimenté l'huile de morue dans les diverses formes de lupus presqu'en même temps que M. Devergie. Cette huile fut administrée à soixante-quatorze malades, à la dose de 100 à 500 grammes par jour. La guérison fut obtenue chez vingt-huit de ces malades, chez la plupart des malades il y eut une amélioration notable. S'il survenait des vomissemens, des coliques, de la diarrhée ou une inflammation érysipélateuse de la peau avec fièvre, on suspendait le traitement pour le reprendre aussitôt que ces accidens avaient disparu. (*Revue médic. chirur. août* 1848.)

Le docteur Kalt de Bonn a vu guérir le lupus à divers degrés, et sous différentes formes chez des individus de tout âge par le moyen de l'huile de foie de morue employée à des doses très élevées. (*Rh. monatschrift* 1848.)

Je n'ai encore eu l'occasion de traiter par l'huile de foie de morue qu'un très petit nombre de malades affectés de lupus.

Un garçon, âgé de quatorze ans, éminemment scrofuleux, affecté d'un lupus qui avait détruit une partie de l'aile du nez d'un côté, fut soumis à l'usage de l'huile de morue; je lui prescrivis en même temps des onctions avec une pommade au précipité rouge. La maladie s'améliora assez rapidement, et la guérison était presque parfaite lorsque le malade s'est présenté chez moi pour la dernière fois. Chez une femme, âgée de soixante-huit ans, atteinte depuis plusieurs années d'un lupus tuberculeux du visage, l'huile de morue à la dose de huit à dix cuillerées par jour produisit au bout de trois mois une amélioration très marquante et qui me fait espérer que cette femme guérira complètement. La malade, qui est encore en traitement, fait usage en même temps d'onctions avec l'huile de cade.

L'huile de morue a encore été administrée pendant près de deux ans à une jeune fille âgée de douze ans, atteinte d'un lupus avec hypertrophie ayant détruit une partie du nez et envahi les deux lèvres et une partie de la joue. Il y a eu bien, chez cette malade une légère amélioration, mais en définitive, les résultats n'ont pas été bien satisfaisans. Je n'ai jamais pu faire prendre à cette malade au-delà de huit cuillerées d'huile de morue par jour et encore le traitement a-t-il été irrégulièrement suivi.

Le traitement par l'huile de foie de morue a été employé avec succès dans d'autres maladies cutanées non moins graves que le lupus. C'est ainsi que l'on a vu guérir par l'emploi de cette huile une malade atteinte d'ichtyose, maladie que l'on guérit bien rarement. Voici la relation de ce cas intéressant.

Le 24 mai 1850, on conduisit au docteur Banks, médecin irlandais, une jeune fille de treize ans, qui avait toujours eu la peau rude et sèche depuis son enfance, mais chez laquelle cette rudesse de la peau n'avait attiré l'attention que depuis deux ans; la peau était extrêmement rugeuse; mais c'étaient surtout les extrémités inférieures, à l'exception de la partie interne des cuisses, qui offraient l'altération la plus prononcée. La peau avait l'aspect des écailles de poisson et l'épiderme épaissi rappelait, surtout au niveau du genou, l'aspect des pattes de poulet. Immédiatement après son entrée à l'hôpital, l'enfant fut mise à une alimentation nutritive et généreuse; on lui donna d'abord trois cuillerées à café, puis trois cuillerées à bouche d'huile de foie de morue; un bain de vapeur tous les soirs, et, en sortant du bain, on lui faisait des frictions avec l'huile de foie de morue; de la flanelle était portée continuellement sur la peau. Ce traitement fut continué pendant trois mois, et le résultat dépassa l'espérance de M. Banks. Non seulement la maladie diminua graduellement et finit par disparaître, mais encore il y eut changement total dans l'aspect et dans la constitution de la malade qui, à son entrée, pesait à peine soixante livres, tandis qu'après le traitement elle en pesait près de quatre-vingts. (*Bullet. de thérap. août* 1851. *Observat. extraite du Dublin quart. Journ. of. med. août* 1850.)

D'après les faits que nous venons de passer en revue, il est bien permis d'admettre que l'huile de foie de morue est un bon remède antidartreux et qu'elle peut être employée avec succès dans un grand nombre de maladies cutanées fort graves et rebelles à beaucoup d'autres moyens. Je crois devoir faire remarquer que l'huile de morue réussit d'autant mieux que la maladie est plus chronique, et que les malades se rapprochent davantage de ce type d'individus mal nourris, scrofuleux, d'une constitution détériorée chez lesquels l'affection cutanée, est entretenue par un état de cachexie due à une nutrition défectueuse ou à d'autres causes hygiéniques débilitantes. Elle ne produit, au contraire, aucun effet salutaire et peut même devenir nuisible chez les malades qui se trouvent dans les conditions opposées, chez les sujets pléthoriques, replets ou trop bien nourris, chez lesquels l'éruption de l'exanthème, est liée à un embarras gastro-intestinal, comme cela se voit dans beaucoup de cas d'urticaire, d'érythème, d'acné, d'eczéma et d'impetigo aigu, etc. Dans ces cas la nutrition est le plus souvent viciée par des digestions pénibles et imparfaites provoquées par des écarts de régime. L'huile de foie de morue dans ces circonstances ne ferait qu'entretenir et augmenter le gastricisme et consécutivement l'éruption cutanée qui est le produit de cet état saburral. Cette différence d'action de l'huile de foie de morue dans les maladies dartreuses, avait déjà été en partie reconnue et signalée par H. Richter et Osius.

Rhumatisme et Arthrite chroniques.

C'est dans les cachexies rhumatismales que l'huile de foie de morue a été employée pour la première fois comme remède populaire, ainsi que nous l'avons déjà vu, et avec un succès qui lui a mérité la vogue dont elle jouit encore aujourd'hui.

On peut admettre trois espèces de rhumatismes : 1° le rhumatisme musculaire, qui a son siége dans les muscles du tronc et des membres ; 2° le rhumatisme articulaire, qui se montre aux articulations ; 3° le rhumatisme viscéral, qui se développe dans les organes de la vie organique, et qui se rattache très souvent à des rhumatismes extérieurs antécédens.

Il résulte des recherches et des observations d'un grand nombre de médecins dignes de foi, que l'huile de foie de morue jouit d'une efficacité incontestable dans les affections rhumatismales, quel que soit le siége de ces maladies, pourvu qu'elles aient revêtu la forme chronique. C'est surtout lorsque la maladie est ancienne et invétérée, lorsqu'elle a résisté aux moyens ordinaires, antiphlogistiques, révulsifs, diaphorétiques, etc., lorsque l'état général du malade est profondément détérioré par de longues souffrances, par la fièvre lente et par une nutrition imparfaite, c'est dans ces circonstances surtout que l'huile de foie de morue peut produire des effets qui, quelquefois, dépassent toute attente. Le docteur Schenck, de Siégen, a publié en 1822 et en 1826 (*Hufeland's journ.* t. 55 *et t.* 62) la relation détaillée de 23 cas de rhumatismes musculaires généralement très graves, et dont quelques-uns avaient résisté pendant très longtemps aux traitemens les plus variés. Un certain nombre de ces malades étaient retenus au lit depuis plusieurs années, incapables de se mouvoir, et en proie aux douleurs les plus vives, particulièrement dans les muscles du tronc et des membres abdominaux. Les extrémités inférieures étaient bien souvent amaigries, atrophiées, froides et engourdies. La guérison fut obtenue chez tous ces malades par le moyen de l'huile de foie de morue administrée pendant plusieurs mois. Plusieurs autres malades atteints d'arthrites chroniques et d'affections chroniques de l'estomac de nature rhumatismale furent guéris par le même traitement. Suivant Schenck, l'huile de morue doit être considérée comme un véritable spécifique contre toutes les affections rhumatismales et arthritiques. « Cette huile, dit-il, guérit toutes les maladies dou-
» loureuses et chroniques du corps humain, quel que soit
» le siége de ces maladies pourvu quelle soient de nature

» rhumatismale ou arthritique ; elle les fait disparaître
» aussi sûrement que le quinquina guérit la fièvre inter-
» mittente. »

Le docteur Günther de Cologne, sans adopter une
opinion aussi exclusive, assure cependant qu'il a vu
guérir, par l'emploi de ce remède, un grand nombre de
malades atteints d'arthrites chroniques (*Hufel. journ.*
1824).

Depuis cette époque des médecins très recommandables ont publié un grand nombre de faits qui prouvent
que l'huile de foie de morue, administrée à l'intérieur
avec persévérance, peut triompher des affections rhumatismales chroniques les plus rebelles, qu'elles soient articulaires ou musculaires, générales ou partielles, comme
dans la sciatique, et même dans les cas où le principe
rhumatismal s'est porté sur des viscères servant aux
diverses fonctions de la vie organique.

Les limites de ce travail ne me permettant pas de les
rapporter ici, même succinctement, je me bornerai à
indiquer les mémoires où l'on trouvera la relation de
ces faits et les noms des auteurs qui les ont observés.
Ce sont principalement Wesener (*Hufel. journ. t.* 58
p. 74, Amelung (*Ibid.* 1828, *p.* 105), Spiritus (*Rust.
magaz., t.* 16, *p.* 566), Monnig (*Ibid., p.* 537), Kolkmann
(*Hufel. journ., t.* 59), Schütte (*Horn's Archiv.*, 1824),
Prof. Rust (*Rust. mag., t.* 18), Osberghaus (*Ibid.*), Bec-
khaus (*Ibid.. t.* 20), Hacker de Leipsig (*Méd. Zeit.*, 1834,
n° 30), Basse de Siegen (*Sanitats Bericht des méd.
colleg. zu Münster* 1830, *p.* 108), Brefeld (*op. cit., p.* 38),
Sattinger (*Hufel. journ.*, 1830, *p.* 125), Knod de Helmenstreitt (*Ibid., t,* 74, *c.* 5), Gouzée (*Annales de la médecine belge, janvier* 1838), Delcour (*Ann. de la Société
de méd. de Gand*, 1841), Osius (*Schmidt Jahrb.* 1841),
Bradshaw (*Prov. journ.*, 1845), Fenoglio (*Bulletin de
thérap.*, 1851, *p.* 232).

Cependant, je dois le dire, le traitement des affections

rhumatismales par l'huile de foie de morue a échoué dans quelques circonstances. Ce genre de traitement ayant été essayé, en 1823, à l'hospice de la Charité, de Berlin, les résultats ne furent pas satisfaisans (*Rust, mag. t.* 18). Günther, de Cologne, a vu plusieurs cas de rhumatisme articulaire chronique résister à l'usage de l'huile de foie de morue. Ce médecin attribue ces revers au défaut de persévérance de la part des malades qui, trop tôt dégoutés du remède, l'abandonnèrent avant d'avoir pu en retirer des effets marquans (*Hufel. journ., t.* 59).

J'ai administré avec succès l'huile de foie de morue à plusieurs malades atteints d'arthritis chronique. Chez deux de ces malades les fonctions de locomotion étaient tellement restreintes par suite du gouflement et de la raideur dans toutes les articulations que l'on était obligé depuis plusieurs années de les porter d'un lit à un autre. L'huile de morue fut administrée à la dose de quatre cuillerées par jour. Au bout de cinq à six mois les mouvemens se rétablirent, et les malades finirent par pouvoir marcher avec assez de facilité.

Les résultats obtenus par ce genre de traitement furent encore plus satisfaisans dans le cas suivant. Il s'agit d'une jeune fille âgée de 18 ans, affectée d'un commencement d'hypertrophie du cœur avec tendance au rétrécissement des orifices auriculo-ventriculaires, maladie qui s'était déclarée onze mois auparavant dans le cours d'un rhumatisme articulaire négligé. La malade était dans un état fort inquiétant : respiration gênée, pouls très fréquent, matité assez étendue dans la région précordiale, battemens du cœur trop énergiques, bruit de soufle, amaigrissement et prostration des forces ; gonflement douloureux de l'articulation tibio-tarsienne des deux côtés : l'extrémité inférieure du tibia tend à se porter en dedans et menace de se déplacer ; gonflement de diverses autres articulations. Je fis prendre à la malade de l'huile de foie de morue, à la dose de trois cuillerées par jour. Après

un traitement de six semaines, il se fit chez cette malade
un changement remarquable. Les douleurs et le gonflement dans les articulations avaient complètement disparu.
L'état général s'est amélioré d'une manière frappante,
l'appétit est revenu, la malade a repris de l'embonpoint
et des couleurs ; elle marche avec facilité et sans éprou-
ver de palpitations. Cette malade, qui paraissait en grand
danger, jouit, aujourd'hui, d'une santé parfaite.

Je fus moins heureux chez plusieurs autres malades
atteints d'arthritis chronique avec déformation et ankylose
des articulations ; chez ces malades l'huile de foie de
morue ne produisit qu'un soulagement plus ou moins
considérable , sans amener une guérison parfaite. Ce
traitement échoua même complètement chez une femme
âgée de 45 ans, affectée depuis très longtemps d'un rhumatisme articulaire, et qui plus tard fut guérie rapidement
par l'usage de faibles doses de sublimé. La maladie dont
il s'agit ici était-elle entretenue par une cause spécifique?
C'est un point qu'il m'a été impossible d'éclaircir. J'ai
obtenu, par le moyen de l'huile de foie de morue , la
guérison de plusieurs cas de sciatique chronique et rebelle.
L'efficacité de cette huile se montra d'une manière frappante dans le cas suivant.

Une femme, de petite stature, éprouva à la suite de
couches laborieuses des douleurs très fortes dans la
région sacro-lombaire, dans les hanches et dans les
cuisses. Ces douleurs, au lieu de diminuer graduellement,
parurent, au contraire, augmenter avec le temps. Les
mouvemens de progression chez cette femme étaient
lents, difficiles, incertains et douloureux ; la malade, pour
avancer, était obligée d'incliner le tronc alternativement
de la droite vers la gauche , afin de pouvoir soulever les
membres abdominaux sans le concours des muscles flé-
chisseurs de la cuisse, en évitant, autant que possible ,
les mouvemens qui se passent dans l'articulation des
cuisses avec le bassin. Cet état avait duré depuis cinq

ans ; la malade avait considérablement maigri. Il n'y avait aucun symptôme de ramollissement des os. Je conseillai à cette femme l'usage de l'huile de foie de morue qui ne tarda pas à produire un soulagement marqué. Peu à peu les douleurs disparurent sous l'influence de de ce traitement, l'état général s'améliora d'une manière frappante, et, au bout de trois mois, la malade fut parfaitement guérie. Aujourd'hui cette femme peut se livrer aux travaux les plus rudes, et elle marche sans la moindre difficulté.

Il est probable que j'avais affaire dans ce cas à un rhumatisme musculaire et fibreux ayant son siége dans les principaux muscles du bassin et de la cuisse, et peut-être aussi dans les plans fibreux qui unissent entre eux les os du bassin. Il y a tout lieu de croire que ces parties fortement distendues et tiraillées durant le travail de la parturition, ont été primitivement le siége de la douleur qui, peu à peu, a changé de nature et a affecté le caractère rhumatismal sous l'influence des causes qui peuvent produire le rhumatisme.

Le docteur Schupmann de Gescke en Westphalie a observé deux cas de paraplégie rhumatismale par suite de couches, qui offrent quelque analogie avec celui que je viens de décrire, et dans lesquels l'huile de foie de morue fut administrée avec un succès complet. L'une de ces malades éprouva, peu après ses couches, des tiraillemens très douloureux dans les cuisses et dans les jambes, surtout dans la partie postérieure de ces membres , avec sensation d'engourdissement, de fourmillement et de torpeur. Les jambes s'affaiblirent, la marche devint pénible et incertaine ; la malade ne put marcher qu'en s'appuyant sur des meubles ou sur une canne. A la suite de nouvelles couches, la malade se trouva dans l'impossibilité de marcher. Ce mal résista pendant trois ans à toutes sortes de moyens. Les forces avaient notablement diminué ; la malade avait considérablement vieilli ; la peau avait pris un teint terreux , les jambes étaient un peu atrophiées ; les articulations étaient mobiles, mais les jambes étaient fléchies sur les cuisses; la malade éprouvait des douleurs dans les membres, surtout en arrière suivant le trajet du nerf sciatique. L'huile de morue fut administrée à cette femme pendant huit mois, à la dose de deux cuillerées par jour. A la suite de ce traitement les douleurs disparurent ; la malade recouvra peu à peu la faculté de marcher, et elle finit par guérir complètement. Chez l'autre malade, on observa des symptômes tout-à-fait analogues, et la guérison fut obtenue par le même traitement. (*Hufel. journ.*, 1830, *p.* 118).

On ne peut refuser d'admettre , d'après ce qui vient d'être dit, que l'huile de morue ne puisse être employée avec succès dans le traitement des affections rhumatismales. Il résulte des nombreuses observations publiées par les auteurs que j'ai cités plus haut, que le traitement par l'huile de foie de morue est d'autant plus efficace que la maladie est plus chronique et qu'elle se rencontre chez des personnes amaigries ou cachectiques. Ce traitement réussit beaucoup moins bien chez les personnes pléthoriques, bien nourries, affectées de douleurs rhumatismales ; il échoue complètement dans la goutte et dans les rhumatismes aigus, accompagnés de fièvre. Les bons effets de l'huile de morue dans les rhumatismes chroniques ne s'observent, en général, qu'après un emploi prolongé de ce remède, et lorsque l'état général des malades commence à s'améliorer. Il arrive quelquefois que les douleurs augmentent pendant les premiers jours qui suivent l'administration du remède ; mais cette exacerbation n'est que momentanée, et elle est le plus souvent suivie d'un soulagement général et permanent, et d'une guérison parfaite. Le traitement par l'huile de foie de morue ne rémédie nullement à l'ankylose des articulations, qui survient quelquefois à la suite d'arthrites chroniques très graves, ni aux contractures permanentes, actives ou passives, qui persistent quelquefois à la suite des rhumatisme musculaires très opiniâtres. Ces effets fâcheux peuvent être assez souvent combattus avec succès par des procédés gymnastiques ou orthopédiques et ne réclament que rarement l'intervention de la chirurgie.

Maladies chroniques des organes de la respiration. — Phthisie tuberculeuse.

L'huile de morue fut essayée d'abord avec une certaine timidité dans la phthisie pulmonaire, principalement chez les individus scrofuleux, et en vue de combattre la diathèse scrofuleuse. Kolkmann de Wiedenbrük (*Hufel. journ.*, 1824, *p.* 121) et H. Richter (*Verein's zeit.*, 1835) sont les premiers médecins qui aient administré cette huile dans les cas de phthisie scrofuleuse. Les résultats furent en général satisfaisans ; seulement d'après la description donnée par Kolkmann, il n'est pas très certain que le cas dont il a parlé fût réellement un cas de phthisie pulmonaire..

A la suite de ces premiers essais, l'huile de foie de morue fut expérimentée dans la phthisie tuberculeuse par un grand nombre de médecins, surtout dans ces derniers temps. Les résultats furent plus ou moins satisfaisans suivant le degré de la maladie et, surtout, suivant les circonstances dans lesquelles cette huile fut employée.

Suivant le docteur Hœser, de Iena, l'huile de foie de morue réussit surtout dans la première période de la phthisie tuberculeuse, lorsque les tubercules sont encore crus ou à peine ramollis. Dans cette période, on peut, par le moyen de cette huile, enrayer la maladie, ainsi qu'il a eu occasion de le constater un assez grand nombre de fois, chez des malades chez lesquels l'existence des tubercules avait été constatée par les procédés sthétoscopiques. (*Osann's journ.*, 1838). Beaucoup de faits analogues ont été cités à l'appui de cette opinion par Thierfelder (*Schmidt Jahrb.*, 1839, *p.* 153), Schenck (*Ibid.*,

p. 290), Haller (*Oesterr. méd. Jahrb.*, 1840, *t.* 22), Pereira, de Bordeaux (*Mém. adressé à l'Académie de médecine en* 1843), Panck, de Moscou, (*Oppenheim's Zeitzchrift*, 1843).

Suivant M. Williams, au contraire; ce n'est pas dans la première période de la phthisie pulmonaire que l'huile de foie de morue produit les effets les plus avantageux ; mais bien dans la seconde période de cette maladie. c'est-à-dire dans la période de ramollissement des tubercules. M. Williams a vu , chez la plupart des malades, soumis à ce genre de traitement, la toux perdre de son intensité , l'expectoration diminuer et devenir moins opaque, les sueurs nocturnes se tarir , le pouls perdre de sa fréquence et prendre du volume, l'appétit, les forces et la coloration revenir peu à peu, les râles humides disparaître; mais la matité, la respiration et la toux caverneuse persistaient beaucoup plus longtemps et ne commençaient à diminuer qu'après un traitement de plusieurs semaines, et sous l'influence combinée de l'huile de foie de morue et des révulsifs.

Mais c'est surtout dans la troisième période de la phthisie pulmonaire, lorsque le malade est réduit au marasme par une expectoration purulente très abondante, par la diarrhée et par des sueurs colliquatives, c'est dans ces conditions fâcheuses que l'efficacité de l'huile de foie de morue paraît dans toute son étendue, que M. Williams a pu observer des améliorations tellement inespérées qu'elles pouvaient passer pour des espèces de résurrections. L'auteur conclut en disant : « Que l'huile de foie
» de morue pure rend, dans le traitement de la phthisie
» pulmonaire de plus grands services que tous les
» moyens connus de la matière médicale, de la diététi-
» que et de l'hygiène. » (*Bullet. de thérap.* 1849, *p.* 193.)

Les bons effets de l'huile de morue dans certains cas de phthisie ulcéreuse avancée, ont été également constatés par MM. Bennett (*Op. cit.*), Alexandre d'Utrecht

(*Hufel. Journ.* 1838.), Escallier (*Union médicale* 1850).

D'autres observateurs ont remarqué, au contraire, que l'huile de morue échoue assez souvent dans cette période avancée de la maladie. Le docteur Thierfelder rapporte l'histoire de plusieurs cas de phthisie ulcéreuse dans lesquels ce remède fut loin de produire les effets curatifs que l'on en attendait, et procura à peine un soulagement passager. (*Schmidt Jahrb.* 1839, *p.* 153.)

MM. Trousseau et Pidoux reconnaissent que si dans quelques cas rares ils ont obtenu, par le moyen de l'huile de morue, une amélioration notable dans les accidens de la phthisie, ils ont vu, disent-ils, dans la grande majorité des cas ce remède échouer, comme échouent la plupart des médications que l'on tente tous les jours contre la phthisie tuberculeuse. (*Traité de thérap.* édit. 1851). Suivant M. Duclos, l'huile de foie de morue enraie fréquemment la marche de la phthisie pulmonaire au premier degré; elle ne fait, en général, que ralentir celle de la maladie au second degré; enfin le troisième degré de la tuberculisation pulmonaire n'en subit aucune influence favorable. (*Bullet. de thérap.* 1850, *p.* 391 et 491.)

J'ai eu l'occasion d'étudier les effets physiologiques et thérapeutiques de l'huile de foie de morue, chez un assez grand nombre de malades atteints de la phthisie tuberculeuse à tous les degrés, et voici ce que j'ai observé:

J'ai reconnu que l'action bienfaisante que ce médicament exerce sur la marche de la maladie, dépend moins du degré de l'affection tuberculeuse que de l'état général des malades; que ce n'est pas tant l'état de crudité ou de ramollissement des tubercules qui doit faire admettre ou rejeter ce genre de traitement, que la nature des sympathies et des accidens secondaires que la lésion locale aura fait naître. C'est ainsi que l'huile de morue peut devenir nuisible dans certains cas de phthisie pulmonaire commençante, et rendre, au contraire, de grands services dans des cas de phthisie très avancée, seulement

il est important de remarquer, quant au résultat final, que
si les circonstances permettent de recourir au traitement
analeptique dés le début de la phthisie pulmonaire, l'on
peut quelquefois, dans ces cas, obtenir la guérison complète du malade, tandis que dans la période d'ulcération,
la maladie peut-être arrêtée dans sa marche, elle peut
même rétrograder jusqu'à un certain point, mais rarement on obtiendra une guérison parfaite et durable sous
l'influence du traitement dont il s'agit. Je vais entrer dans
quelques détails et produire les faits qui pourront jus-
tifier l'opinion que je viens d'émettre.

La phthisie tuberculeuse peut se développer chez les sujets d'un tempéramment très différent et sous l'influence
des causes les plus diverses; or, toutes ces circonstances
exercent une influence notable sur les résultats du traitement. Lorsque la maladie s'est déclarée récemment
chez un malade très jeune, lymphatique ou scrofuleux,
à chairs molles, à figure pâle, chez lequel on observe
une certaine apathie et une lenteur particulière dans les
mouvemens du corps, une nutrition faible et languissante,
un état d'anémie plutôt que de pléthore sanguine; lorsque, par suite d'une diminution notable ou de la disparition de l'engorgement des glandes et des ganglions
lymphatiques du cou, il s'est déclaré chez lui peu à peu
et sans cause connue une petite toux sèche, une douleur
fixe sous le sternum; lorsque le malade maigrit de jour
en jour, et qu'il se manifeste vers le soir un mouvement
fébrile; lorsque l'auscultation et la percussion ont fait
reconnaître l'existence de tubercules qui n'ont pas encore
envahi une trop grande étendue du poumon; lorsqu'en
un mot on a affaire à une phthisie scrofuleuse et torpide
encore peu avancée, l'on trouvera dans l'emploi méthodique et persévérant de l'huile de foie de morue un moyen
d'une efficacité incontestable, et qui est plus à même
qu'aucun autre agent thérapeutique d'enrayer complète-

ment la maladie. Je me bornerai à citer les exemples
suivans :

Je fus appelé, le 11 novembre 1847, auprès d'un jeune
homme, âgé d'environ vingt ans, appartenant à une
famille dont plusieurs membres avaient déjà succombé
à la phthisie pulmonaire. La maladie datait de plusieurs
mois. Le jeune malade était extrêment pâle et maigre,
il avait des glandes engorgées au cou; la poitrine était
rentrée surtout vers les sommets. Le malade était tour-
menté par une toux continuelle et fatiguante. Il existait
au sommet du poumon droit une légère matité, et le bruit
respiratoire était très obscur à droite vers la partie supérieure du poumon et puéril à gauche. On n'entendait
aucun râle, quoique l'expectoration commençât à être
puriforme. A ces symptômes graves se joignirent une
respiration laborieuse , une fièvre hectique et des sueurs
nocturnes. Je prescrivis de l'extrait d'aconit pour calmer
la toux, et je soumis en même temps le malade à l'usage
de l'huile de foie de morue et à un régime fortifiant. Au
bout de quinze jours on pouvait déjà remarquer chez ce
malade une amélioration frappante ; l'appétit et les forces
commençaient à revenir, les symptômes propres à la
phthisie pulmonaire diminuèrent également dans la même
proportion. Vers la fin du mois de décembre l'état de ce
malade s'était amélioré au-delà de ce qu'il était permis
d'espérer. Le traitement fut continué pendant une partie
de l'hiver, et le malade finit par guérir complètement.
Cette guérison s'est maintenue jusqu'aujourd'hui.

Un jeune homme âgé de quinze ans, d'une constitution
srofuleuse, présentait depuis plusieurs mois les symptômes généraux de la phthisie tuberculeuse au premier
degré. On constata chez lui une matité prononcée vers le
sommet du poumon droit; le bruit respiratoire était plus
obscur dans cette région que partout ailleurs. Le malade
était maigre et pâle ; il n'existait chez lui aucun signe de

pléthore. Il avait été affecté quatre ans auparavant d'une ophtalmie scrofuleuse très rebelle qui avait laissé une tache sur la cornée. L'huile de foie de morue produisit chez ce malade, au bout de quelques semaines, une diminution de tous les symptômes; l'état général s'améliora d'une manière frappante; le malade prit des forces et de l'embonpoint, et la toux disparut complètement ainsi que tous les autres signes morbides du côté de la poitrine.

Je pourrais rapporter plusieurs cas analoges dans lesquels la phthisie tuberculeuse fut enrayée par l'usage de l'huile de foie de morue, que la constitution générale des malades a permis de continuer longtemps sans produire les accidens dont nous parlerons plus loin.

On peut donc admettre, en principe, que les cas de phthisie pulmonaire qui offrent le plus de chances de guérison par l'emploi de l'huile de foie de morue, sont ceux que l'on pourrait désigner sous le nom de phthisie torpide, phthisie développée chez les sujets lymphatiques, scrofuleux, chez lesquels les fonctions de nutrition et de circulation sont, en général, faibles et languissantes, et chez lesquels l'altération du poumon est encore peu avancée.

A mesure que la maladie s'éloigne de ce type, la guérison devient moins probable.

Ainsi, même, dans l'affection tuberculeuse au premier degré, le traitement par l'huile de foie de morue peut échouer, ou, ce qui est plus fâcheux, devenir nuisible. C'est ce qui a lieu, par exemple, lorsque la maladie prend le caractère et les allures de la phthisie dite floride; lorsqu'elle est accompagnée d'une congestion vive vers les poumons et qu'il y a tendance à l'hémopthysie, lorsque la réaction générale est forte; lorsque la maladie s'est déclarée chez un sujet robuste, pléthorique, à la suite d'un refroidissement; lorsqu'en un mot la maladie se présente avec cet ensemble de symptômes qui appartiennent à un état inflammatoire, à un état de surexcitation, plutôt qu'à la torpidité et à la langueur des fonctions de la vie organique; dans ces cas l'huile de morue doit être proscrite; elle ne pourrait qu'augmenter cette suractivité des organes qui président à la nutrition et à la circulation, et hâter la marche de la maladie au lieu de la ralentir. Dans ces cas il faut, au contraire, un traitement modérateur et antiphlogistique employé avec mesure et avec discernement jusqu'à ce que les symptômes d'excitation soient calmés.

Il peut arriver toutefois que chez ces mêmes malades les indications d'un traitement analeptique se présenteront plus tard dans le cours de la maladie, et qu'alors l'huile de foie de morue deviendra aussi utile au malade qu'elle lui aurait été nuisible dans les circonstances défavorables dont nous venons de parler.

Lorsqu'on a pris le parti d'administrer l'huile de foie de morue à des malades qui se trouvent dans les conditions favorables à l'emploi de ce traitement, il peut arriver que des phénomènes de réaction grave se manifestent dans le cours du traitement. Quelle que soit l'origine de ces accidens, soit qu'il faille les attribuer au traitement analeptique ou à toute autre cause, il est important dans cette circonstance de renoncer à l'emploi de l'huile de morue sous peine de voir ces accidens s'aggraver sous l'influence de cette médication. Ainsi, toutes les fois que l'on observera chez le malade, les signes d'une congestion active vers les organes respiratoires, respiration gênée, agitation, face rougeâtre ou livide, céphalagie, vertiges, hémoptysie ou épistaxis, l'on se hâterera dans ces cas de remplacer l'huile de foie de morue par une médication tempérante et antiphlogistique, absolument pour le même motif qui fait substituer, dans ces cas, une diète rafraîchissante et tempérante à un régime substantiel et fortement alimentaire, à l'usage des viandes et du vin dont le malade s'était nourri avec avantage tant qu'il s'était trouvé dans des conditions opposées.

C'est ici le lieu d'examiner une question fort importante et tout-à-fait pratique, qui a été soulevée dans ces derniers temps.

L'huile de foie de morue peut-elle, par elle-même, déterminer une congestion sanguine vers les poumons, peut-elle donner lieu à l'hémoptysie ?

Les faits seuls peuvent répondre à cette question. Mais l'observation et l'interprétation des ces faits exigent beaucoup d'attention et beaucoup de réserve. Il faut ici se mettre en garde contre une erreur facile à commettre, et qui consisterait à attribuer à l'action du remède des épiphénomènes et des accidens qui seraient dus à des causes tout à fait étrangères au traitement. Cependant si l'on considère, d'une part, que l'action de l'huile de foie de morue est une action reconstituante et réparatrice, dont les effets sont très visibles chez la plupart des malades qui en font un usage prolongé, effets qui peuvent être portés jusqu'au point de produire un état de pléthore ; si, d'autre part, on tient compte de la fréquence assez grande des cas d'hémoptysie chez les malades soumis à ce genre de traitement, on peut dire qu'il existe des présomptions fondées, en faveur de l'opinion qui attribue à l'huile de foie de morue une grande part dans la production de certaines hémoptysies. Le professeur Puchelt, de Heidelberg, a vu l'hémoptysie se déclarer chez plusieurs malades, pendant qu'ils étaient traités par l'huile de foie de morue ; aucune de ces malades n'avait craché du sang auparavant (*Méd. ann.*, t. *VI. c.* 3).

J'ai vu survenir le même accident chez huit malades, sur soixante phthisiques qui avait été traités par l'huile de foie de morue. Chez quatre de ces malades on a pu attribuer avec raison l'hémoptysie à un éréthisme vasculaire qui s'était produit pendant que les malades ont repris de l'embonpoint et des couleurs sous l'influence de l'huile de morue. Chez deux de ces malades il s'était déclaré une pléthore assez considérable pour qu'il ait fallu la combattre par une évacuation sanguine et par des moyens antiphlogistiques qui ont été bien supportés. Cet effet dû à l'huile de morue était d'autant plus frappant que l'un de ces malades avait été très faible et très misérable avant qu'il eût été soumis à l'influence de ce traitement analeptique auquel il a été redevable du rétablissement inespéré de ses forces. Chez quatre autres malades l'hémorrhagie ne pouvait pas être attribuée à l'influence du traitement et a été bien plutôt le résultat de l'érosion de quelques vaisseaux sanguins, par suite des progrès naturels de l'ulcération du poumon.

Il faut donc bien admettre que l'huile de foie de morue, en imprimant une activité nouvelle à la nutrition et à la circulation, peut également augmenter la congestion qui tend à se faire vers l'organe devenu, par sa maladie, un véritable centre de fluxion. Cette manière de voir assez probable et rationelle *à priori*, est en outre justifiée par l'observation.

Le docteur Benson, de Dublin, a observé par suite de l'emploi prolongé de l'huile de foie de morue dans quelques cas de phthisie pulmonaire, une tendance à la congestion et même à l'inflammation du tissu pulmonaire. A l'autopsie il a trouvé le poumon congestionné et hépatisé, non seulement au voisinage des tubercules, mais encore dans presque toute l'étendue des deux poumons (*Bullet. de thérap.* 1850, *p.* 184),

On sait que MM. Gluge et Thiernesse, membres de l'Académie de Bruxelles, ont pu produire des pneumonies artificielles, chez certains animaux, en les nourrissant exclusivement avec l'huile de foie de morue. Les lésions trouvées aux autopsies furent l'hépatisation totale ou partielle des poumons, l'accumulation d'un fluide graisseux dans le parenchyme de ces organes et, en outre, un dépôt de la même matière dans le foie, dans les reins et dans le sang. L'hépatisation fut toujours quant à l'étendue, en rapport avec la quantité d'huile introduite dans l'économie par les voies digestives. (*Gaz. méd. de Paris*, 1844, *p*, 718).

Les congestions locales dont nous venons de parler et qui peuvent se faire sous l'influence de l'huile de morue, peuvent à leur tour produire secondairement un trouble général dans les fonctions de la vie organique, réveiller des sympathies dangereuses et provoquer une réaction fébrile contre laquelle il est important de se tenir en garde. J'ai pu constater cet effet remarquable de l'huile de foie de morue chez plusieurs malades atteints de la phthisie pulmonaire. Assez souvent les malades eux-mêmes attribuaient ces exacerbations fébriles à l'influence de l'huile analeptique et, guidés par les sensations qu'ils éprouvaient, ils suspendaient, quelquefois de leur propre chef, pendant quelques jours, l'usage de ce remède pour le reprendre aussitôt que le calme était revenu.

On peut conclure de tout ce qui précède, que le traitement par l'huile de foie de morue n'est pas applicable à tous les cas de phthisie tuberculeuse, même au premier degré, et que les effets de cette huile doivent être constamment surveillés avec soin, même dans les cas qui se prêtent le mieux à l'administration de ce remède.

Dans la seconde période de la phthisie pulmonaire, période d'ulcération ou de ramollissement des tubercules, l'huile de foie de morue peut encore rendre de grands services et contribuer dans certains cas à la guérison des malades. Ces heureux résultats, malheureusement trop rares, peuvent être obtenus lorsque la maladie du poumon n'est pas très étendue, lorsqu'il n'existe encore chez le malade qu'une seule vomique d'une dimension peu considérable, lorsque la réaction générale est modérée, et que le traitement n'est pas encore entravé par des accidens analogues à ceux qui ont été signalés plus haut.

Mais le plus ordinairement l'on ne parvient qu'à soulag r les malades appartenant à cette catégorie, à améliorer leur état général et à les faire vivre plus longtemps. J'ai observé ces bons effets chez la moitié, au moins, des malades qui ont eu recours à l'huile de morue.

Lorsque la phthisie est parvenue à une période encore plus avancée, l'huile de morue nourrit et soutient les malades, et les met en état de résister encore longtemps aux ravages de la maladie. J'ai vu plusieurs patients, arrivés au troisième degré de la phthisie pulmonaire, et dans un état qui pouvait faire craindre pour eux une catastrophe prochaine, revenir en quelque sorte à la vie sous l'influence de l'huile de morue et d'un régime fortifiant, et acquérir assez de forces pour pouvoir, pendant plusieurs années, se livrer à de légers travaux.

Bronchites et plaies chroniques.

On voit souvent des malades, atteints de catarrhe chronique, dépérir de jour en jour sous l'influence d'une sécrétion muqueuse trop abondante et par le fait d'autres causes non moins délibitantes, telles que la fièvre lente, les sueurs colliquatives, etc. Trop souvent la nature est impuissante pour réparer ces pertes continuelles, car l'appétit chez ces malades est assez souvent nul ou peu prononcé. Un épuisement général est la conséquence inévitable de cette déperdition fâcheuse, à laquelle une nutrition incomplète et languissante ne peut apporter qu'une compensation insuffisante ; si l'on ne parvient pas à remédier à cet état des choses, le malade ne peut manquer de succomber dans le marasme.

Il y a ici deux indications à remplir : 1° agir contre les causes d'affaiblissement ; 2° réparer les pertes. On cherchera donc d'abord à calmer, s'il y a lieu, l'irritation des bronches par les révulsifs, par les préparations antimoniales, et, suivant les circonstances, par un traitement anti-

phlogistique modéré. On cherchera également à tarir, ou
du moins à faire diminuer le flux muqueux , par le moyen
des remèdes rationnels ou empiriques qui peuvent remplir cette indication. Il faut ensuite, et sans retard, venir
au secours de la nature , épuisée par la maladie, et l'ai-
der, par un traitement analeptique, à se relever et à réparer ses pertes. C'est dans cette circonstance surtout que
l'huile de foie de morue peut produire des effets réellement remarquables. J'ai vu, dans plusieurs cas de bronchite chronique très graves, les malades réduits, pour
ainsi dire, à l'état de squelette, se rétablir peu à peu, ou
du moins revenir à un état de santé satisfaisant, sous
l'influence d'un traitement par l'huile de foie de morue
et d'un régime fortifiant.

Dans les pleurésies chroniques, lorsque le travail
inflammatoire a, pour ainsi dire, épuisé son action et
qu'il ne reste plus qu'à remédier aux effets consécutifs
de la maladie, à l'épanchement pleurétique, par exemple,
il peut arriver que l'épuisement du malade soit tel que la
résorption du liquide épanché ne se fait plus ou n'a plus
le temps de se faire. Tous les praticiens savent que si,
par suite de circonstances favorables, l'état général du
malade vient à s'améliorer, si les forces se relèvent, le
liquide épanché peut disparaître spontanément , avec le
temps et sans le secours d'aucun traitement spécial dirigé
contre cet accident. Or, la médication analeptique par
'huile de foie de morue, employée en temps opportun,
peut précisément produire ces heureux résultats. Cette
médication est donc particulièremeet indiquée chez les
malades atteints d'une pleurésie chronique, chez lesquels
les accidens inflammatoires ayant été apaisés par un
traitement convenable , les forces vitales sont abaissées
au point que la nature est devenue impuissante pour se
charger du travail de la résorption. Dans ces cas l'huile
de foie de morue, en améliorant par une action réparatrice l'état général des malades, en imprimant une nou-

velle énergie aux fonctions vitales, active également l'action résorbante des vaisseaux chargés de reprendre le liquide épanché qui sera plus tard éliminé par les émonctoires naturels.

J'ai pu constater ces heureux effets du traitement par l'huile de morue chez plusieurs malades atteints d'une pleurésie chronique. Je me bornerai à citer le cas suivant :

Je fus appelé auprès d'un homme âgé d'environ trente-cinq ans, offrant les symptômes suivans survenus, à la suite d'une pleurésie aiguë qui s'était déclarée quatre mois auparavant : douleur sourde au côté gauche de la poitrine, toux sèche, respiration gênée, fièvre continuelle, appétit presque nul ; affaiblissement et amaigrissement considérables ; le malade est obligé de garder le lit. Matité et absence du bruit respiratoire dans les deux tiers inférieurs du côté gauche de la poitrine. Point d'égophonie ; respiration puérile à droite. Pouls à 115. Par l'emploi d'un traitement antiphlogistique modéré : application de ventouses, administration à l'intérieur de l'oxyde blanc d'antimoine, à la dose de 6 à 12 grammes par jour, etc., la fièvre fut calmée, le pouls était descendu à 80 pulsations, l'appétit était un peu revenu ; mais la toux n'avait pas disparu, la respiration était encore gênée, l'auscultation et la percussion n'accusaient pas une diminution appréciable du liquide épanché. Le malade était très amaigri, et pouvait à peine se soutenir sur ses jambes. Je prescrivis l'emploi de l'huile de foie de morue et un régime fortifiant. Sous l'influence de ce traitement, l'état général du malade s'améliora progressivement d'une manière frappante. L'huile de morue fut continuée pendant plusieurs mois avec des intervalles de repos ; pendant ce temps les accidens du côté de la poitrine disparurent successivement. Le retour de la sonorité et du bruit respiratoire à la partie inférieure gauche de la poitrine a prouvé, depuis, que la résorption du liquide épanché a été complète, et que cet heureux résultat a pu être obtenu par les seuls efforts de la nature qui avait recouvré sa puissance et son énergie sous l'influence d'un traitement analeptique.

Cachexies diverses.

Si l'huile de foie de morue est un remède éminemment analeptique et réparateur, ainsi qu'il est permis de l'admettre d'après les faits que nous avons produits jusqu'à présent, on est en droit d'attendre de ce remède les effets les plus avantageux dans les cachexies les plus variées, dans un grand nombre de maladies chroniques de nature très différente, mais principalement dans ces cas, déjà mentionnés plusieurs fois, dans lesquels il faut venir au secours de la nature devenue impuissante pour réparer les désordres causés par la maladie. On ne sera donc pas étonné de voir l'emploi de cette huile médicamenteuse préconisé dans une foule de maladies différentes. Les faits qui vont suivre ne pourront que confirmer ce que nous avons déjà dit à plusieurs reprises de la valeur thérapeutique de ce précieux remède.

Gastrite chronique et atonie des voies digestives.

L'huile de foie de morue peut rendre des services incontestables dans certaines affections très chroniques des voies digestives, particulièrement chez les individus d'une constitution détériorée. Schenck rapporte l'histoire de deux cas de gastrite chronique, datant de deux années, et qui avaient résisté à une foule de moyens différens. Cette gastrite fut considérée par l'auteur comme étant de nature rhumatismale : la maladie s'était déclarée par suite d'un refroidissement; le mal était exaspéré à l'approche d'un temps pluvieux ou orageux. L'une de ces malades était en outre affectée de douleurs rhumatismales dans les membres. L'huile de morue à la dose de trois cuillerées par jour guérit complètement ces deux affections si rebelles. Les malades avaient éprouvé d'abord, à la suite de l'administration de ce remède, une sensation de malaise dans le bas-ventre. Ce ne fut qu'après l'emploi de 700 grammes d'huile qu'il y eut un commencement d'amélioration. (*Hufel. Journ.* 1826, *p.* 7 et 31.)

Le docteur Rayé obtint par l'emploi de l'huile de morue la guérison d'une gastrite très chronique et très avancée. Ce cas s'est présenté chez une femme âgée de cinquante-trois ans, d'une constitution déjà détériorée par le mal dont elle souffrait depuis six ans. L'affection avait fait de tels progrès, que l'estomac ne recevait plus rien sans le rejeter. La malade était réduite à la maigreur la plus extrême ; elle prit de l'huile de foie de morue à la dose de 30 grammes par jour. Une grande amélioration se fit sentir au bout de quinze jours, et la guérison fut obtenue après un traitement de quelques mois. (*Annales de la Société nat. des scienc. de Bruges*, 1840.)

Le docteur Aikin rapporte l'histoire d'une jeune fille âgée de quinze ans, atteinte d'ictère et d'ascite par suite d'un engorgement du foie et des ganglions mésentériques. La malade avait été longtemps et inutilement traitée par les préparations mercurielles et iodées. Elle paraissait vouée à une mort prochaine, lorsqu'en désespoir de cause on eut recours à l'emploi de l'huile de morue, qui fut suivi d'une guérison complète. (*Schmidt Jahrb.* 1846, *p.* 16.)

Le docteur Williams a constaté que l'huile de foie de morue, contrairement aux autres huiles animales et végétales, semble améliorer les fonctions digestives et réveiller sensiblement l'action du foie ; de sorte que, sous son influence, on voit le plus souvent se rétablir l'appétit et les forces digestives, et les malades digérer sans difficulté des alimens abondans et variés que leur estomac n'eût pu supporter, même dans l'état de santé. (*Recher-*

ches sur l'emploi de l'huile de foie de morue dans la phthisie pulmonaire, par le docteur Williams.)

J'ai eu occasion de faire la même observation, ainsi que je l'ai déjà dit ailleurs, chez la plupart des malades auxquels j'ai administré l'huile de morue.

Névroses chroniques ou cachexies nerveuses.

On sait généralement que les névralgies rebelles s'observent surtout chez les personnes délicates, d'une constitution nerveuse, menant une vie sédentaire, pâles, maigres, et chez lesquelles la nutrition se fait assez mal ; tandis que les accidens purement nerveux sont beaucoup plus rares chez les sujets d'une constitution robuste et athlétique, chez les gens de la campagne, vivant au grand air, endurcis aux fatigues par des travaux manuels, se nourrissant parfaitement à l'aide d'une alimentation simple et peu recherchée. On peut dire qu'il existe un véritable antagonisme entre l'irritabilité nerveuse et la nutrition générale; la première augmente presque toujours aux dépens de la seconde et réciproquement. C'est en vertu de cet antagonisme que beaucoup de praticiens conseillent, avec raison, aux personnes sujettes aux spasmes et aux névralgies, de chercher par divers moyens hygiéniques à fortifier le système musculaire aux dépens du système nerveux; d'activer, par exemple, la nutrition des organes par un exercice corporel qui donne une impulsion nouvelle à cette fonction, afin de faire perdre au système nerveux cette fâcheuse prépondérance qui est la source de tant de souffrances. Ce traitement hygiénique peut être secondé avec avantage par une médication analeptique qui jouera peut être le principal rôle comme moyen curatif dans certains cas très chroniques et chez les individus d'une constitution profondément détériorée, ainsi que plusieurs médecins l'ont constaté.

Le docteur Osius a obtenu, par le moyen de l'huile de

morue, la guérison d'un assez grand nombre de névralgies diverses et très opiniâtres chez les individus cachectiques. (*Méd. annal.* vi. 4.)

Müntzenthaler a observé chez un sujet rachitique un cas d'hémicranie, qui avait résisté depuis six mois à une foule de remèdes différens, et qui céda complètement à l'usage de l'huile de morue à la dose de quatre cuillerées par jour (*Hufel. Journ.* 1834). Le même auteur cite l'observation d'un malade atteint d'une gastralgie très chronique et très opiniâtre, qui disparut sous l'influence du même traitement.

J'ai eu l'occasion d'observer une gastralgie très opiniâtre, avec perte d'appétit, chez une femme pauvre, d'une constitution détériorée, sujette depuis plusieurs années à des névralgies diverses. La malade fut soumise à l'usage de l'huile de foie de morue qui produisit une amélioration notable de l'état général; la gastralgie a disparu, et, en même temps, l'appétit est revenu chez cette malade.

On trouve dans les écrits périodiques un assez grand nombre d'observations de névralgies rhumatismales chroniques, chez des individus placés dans de mauvaises conditions hygiéniques, et qui furent délivrés de leurs douleurs par l'usage prolongé de l'huile de foie de morue.

Cachexie syphilitique.

Dans certains cas de syphilis très graves et très rebelles, il peut arriver que le malade, après avoir été soumis pendant longtemps à un traitement anti-syphilitique énergique, se trouve dans un état de faiblesse et de prostration qui réclame l'emploi d'un traitement réparateur. Dans ces cas l'huile de morue pourra rendre des services dont le praticien prudent et attentif saura tirer parti. Le docteur Vicente Manas a publié dans les mémoires de l'Académie de Madrid un fait remarquable de cachexie d'origine vénérienne, qui avait résisté à un traitement antisyphilitique varié et complet, et qui guérit rapidement sous l'influence de l'huile de foie de morue. (*Bullet. de thérap.* 1850, *p.* 41.)

Il est à peine nécessaire de faire remarquer que, dans ces cas, l'administration de l'huile de morue doit toujours être précédée de l'emploi méthodique d'un traitement anti-vénérien. On parviendra rarement à améliorer, par le seul emploi de l'huile de morue, l'état général des individus infectés de syphilis, tant que cette maladie n'aura pas été préalablement détruite par un traitement spécifique convenable. J'en ai vu récemment un exemple frappant chez une femme chez laquelle l'état de faiblesse et la maigreur pouvaient être facilement attribués de prime abord à la misère, et aux conditions hygiéniques défavorables auxquelles cette femme était depuis longtemps soumise. J'employai chez cette femme pendant longtemps l'huile de foie de morue, concurremment avec un régime fortifiant, sans le moindre résultat, et, contrairement à ce que j'étais habitué à voir, l'état général, chez cette malade, allait plutôt en se détériorant qu'en s'améliorant. Cependant cette femme ne présentait aucune maladie inflammatoire, et il n'existait chez elle aucune contre-indication apparente pour l'huile de foie de morue qui pût expliquer cet insuccès. Je découvris un jour chez cette malade, contre mon attente, des symptômes de syphilis tertiaire. Le traitement par l'huile de foie de morue fut aussitôt remplacé par une médication antivénérienne, sous l'influence de laquelle l'état général et la maladie spéciale s'améliorèrent simultanément, et la guérison de la maladie fut obtenue.

Cachexie squirrheuse ou cancéreuse.

On a vu des tumeurs d'apparence squirrheuse, se résoudre complètement sous l'influence de l'huile de foie de morue. M. le professeur Lereboullet de Strasbourg a bien voulu me communiquer la relation détaillée d'un cas de cette nature qui s'est présenté dans sa pratique, je pense que l'on me saura gré de reproduire textuellement cette observation intéressante :

« Mlle V., âgée de soixante-trois ans, vint me consulter le 11 avril 1849, pour une tumeur volumineuse du sein droit qui existait déjà depuis trois ans.

« Cette personne est d'un tempéramment lymphatique très prononcé ; cependant elle ne se rappelle pas avoir jamais eu aucune affection strumeuse. La cessation des menstrues a eu lieu vers l'âge de cinquante-trois ans ; cette période critique s'est passée sans accident.

» Par suite du développement considérable du tissu cellulaire, les seins ont toujours été très volumineux. Le sein droit est deux fois plus gros que le gauche ; il présente deux grosses bosselures et fatigue beaucoup la malade par son poids. En la palpant on distingue facilement à travers la peau, chargée de tissu cellulaire, trois tumeurs dures, dont l'une est tout à fait libre, tandis que les deux autres adhèrent entre elles et avec la peau ; celles-ci forment la masse la plus considérable de la tumeur dont le diamètre total mesure 15 centimètres.

« La malade attribue cette affection à un coup violent qu'elle a reçu dans la poitrine, plusieurs mois avant le développement des premiers symptômes. La tumeur s'est accrue très lentement. Aujourd'hui elle fatigue beaucoup la malade, et elle est le siége de douleurs lancinantes presqu'habituelles qui deviennent quelquefois très vives et s'étendent le long du bras.

» Le traitement suivi jusqu'à présent n'a consisté qu'en topiques de différente nature, tels que cataplasmes, frictions avec de l'huile camphrée, flanelle, etc. L'état général est assez bon, cependant le teint est pâle et un peu jaunâtre.

» Ayant très peu de confiance dans les moyens employés ordinairement contre ces sortes de tumeurs ; je

résolus d'essayer l'huile de foie de morue à haute dose.
Je fis d'abord prendre deux cuillerées à bouche par jour
de l'huile jaune, et j'augmentai graduellement de quinze
jours en quinze jours. Au bout de deux mois la malade
prenait six fortes cuillerées par jour (environ 70 grammes).
Elle faisait usage d'un peu de café pur ou de pastilles de
menthe après chaque dose de médicament. L'huile fut très
bien supportée; elle ne produisit aucune diarrhée ni
aucun dérangement dans la disgestion.

» Au bout de trois mois les douleurs lancinantes avaient
cessé, et déjà je crus remarquer une diminution dans le
volume de la tumeur. Un mois plus tard, le lobe inférieur
avait disparu, et dès-lors je ne pouvais plus douter des
bons effets du médicament. Au mois d'octobre il ne res-
tait plus qu'une tumeur centrale de la grosseur d'un petit
œuf de poule. Je réduisis la dose de huile de morue à
quatre cuillerées que la malade continua à prendre pendant deux mois. Au mois de décembre, c'est-à-dire, au
bout de huit mois de traitement, toute dureté avait disparu. Le sein était resté plus volumineux que celui du
côté opposé, mais il était mou dans toute son épaisseur.
Mlle V. cessa entièrement l'huile. Je recommandai de
continuer pendant l'hiver l'usage d'une peau de cygne.

» Depuis cette époque Mlle V. a continué de jouir d'une
trés bonne santé, et jusqu'à ce jour (18 septembre 1851),
près de deux ans après la cessation du traitement, il ne
s'est manifesté aucun symptôme qui puisse faire craindre
le retour de son ancienne affection.

» Je ne saurais décider si la tumeur dont il vient d'être
question était simplement de nature lymphatique, ou si
elle avait un caractère squirrheux, la dureté de la tumeur
et les douleurs lancinantes me font pencher vers cette
dernière opinion. Quoi qu'il en soit, je crois qu'il est important de renouveler, dans des cas analogues, l'essai
qui m'a si bien réussi chez la malade dont je viens de
parler. »

Dans les maladies cancéreuses parfaitement confirmées et déjà un peu avancées, lorsqu'il n'est plus permis d'espérer d'enrayer la maladie par aucun moyen connu, l'huile de foie de morue peut encore rendre des services incontestables en améliorant l'état général des malades. Le célèbre Dieffenbach de Berlin a soumis à ce genre de médication un assez grand nombre d'individus affectés de carcinôme sous les formes les plus variées et avec des résultats extrêmement avantageux, non pas contre le carcinôme lui-même, mais contre l'état cachectique des malades. Il a vu souvent dans ces cas l'huile de foie de morue rétablir la digestion et relever les forces, et sous l'influence de cette médication, le malade a pu continuer à mener une vie supportable pendant au moins quelques années.

J'ai vu une malade, âgée de trente-sept ans, affectée d'un cancer de l'utérus, dans un état voisin du marasme, par suite d'écoulemens abondans blancs et rouges, se ranimer en quelque sorte sous l'influence d'un traitement par l'huile de foie de morue, à tel point qu'il est permis d'espérer que la patiente résistera encore longtemps à la maladie locale très grave dont elle est affectée.

État cachectique ou épuisement causé par une suppuration trop abondante.

Il arrive assez souvent que la vie des malades est sérieusement compromise, par le fait d'une suppuration énorme qui peut se déclarer à la suite d'accidens très variés. C'est ce qui a lieu dans ces cas de vastes brûlures, lorsqu'après la chute des escarres il reste une plaie d'une étendue très considérable dont la circatrisation ne peut être obtenue qu'au prix d'une suppuration longue et abondante. Sous l'influence de cette sécrétion débilitante, le malade dépérit, le bourgeonnement languit et se fait mal, la fièvre lente se déclare, l'appétit se perd et une diarrhée colliquative vient trop souvent hâter l'épuisement général. Dans ces circonstances fâcheuses, il n'y a d'autre salut pour le malade que dans un traitement analeptique et réparateur. L'huile de foie de morue peut alors devenir une ressource précieuse toutes les fois qu'il sera possible de l'administrer. S'il y avait un commencement de diarrhée, on débuterait par de très petites portions d'huile en y associant un remède astringent ou anti-diarrhétique.

J'ai pu apprécier les bons effets de ce genre de traitement dans un cas de brûlure fort grave chez un jeune ouvrier âgé d'environ quinze ans. Ce jeune homme eut le malheur de glisser de manière que sa jambe gauche plongea dans une chaudière remplie d'une solution alcaline presque bouillante. Je vis ce malade pour la première fois quatre semaines après l'accident, en l'absence du médecin traitant qui était tombé malade, et je le trouvai dans l'état suivant : toute la jambe depuis l'articulation tibio-tarsienne jusqu'à la partie inférieure de la cuisse ne formait qu'une vaste plaie. Il n'y avait d'épargné qu'une bande de peau de la largeur de quatre travers de doigt, s'étendant à la partie antérieure de la jambe depuis le genou jusqu'au coude-pied. La suppuration était extrêmement abondante ; à chaque pansement, renouvelé trois fois par jour, il s'écoulait un flot de pus dès que l'on soulevait le linge qui recouvrait la plaie. On chercha à hâter la cicatrisation par divers moyens topiques usités en pareil cas, et en même temps on chercha à soutenir les forces du malade par une alimentation substantielle et généreuse. La plaie se rétrécit peu à peu, mais fort lentement ; au bout de deux mois elle était encore assez grande pour donner lieu à une suppuration louable, il est vrai, mais d'une abondance inquiétante. Le malade maigrit malgré le régime fortifiant dont il n'avait cessé de faire usage, et, pour comble de malheur, l'appétit qui s'était soutenu jusqu'alors commença à diminuer de jour en jour. Il y avait déjà un commencement de diarrhée. Le jeune homme, d'une constitution lymphatique, était d'une pâleur effrayante, la figure paraissait légèrement bouffie. Dans ces circonstances fâcheuses j'eus recours à l'huile de foie de morue que j'administrai d'abord en petite quantité pour la porter graduellement jusqu'à la dose de quatre cuillerées par jour. Cette huile fut parfaitement supportée, et bientôt il s'opéra chez ce malade un changement des plus favorables. L'appétit qui était presque perdu se fit sentir de nouveau, les forces revinrent peu à peu, le malade reprit des chairs, et la plaie, qui était restée stationnaire pendant plusieurs semaines, marcha franchement vers la cicatrisation. Aujourd'hui ce jeune homme est parfaitement rétabli, et son état général est des plus satisfaisans. Il est impossible de méconnaître dans ce cas l'influence bienfaisante et réparatrice de l'huile de morue.

Emploi de l'huile de foie de morue comme moyen prophylactique.

On ne peut se refuser d'admettre que les individus d'une constitution détériorée et faible résistent, en général, moins bien aux causes de maladie que les sujets robustes ; de là indication formelle de chercher à remédier à cette prédisposition fâcheuse par un traitement capable d'améliorer l'état général des personnes qui se trouvent dans ces mauvaises conditions. On trouvera, dans l'emploi rationnel de l'huile de morue, secondé par un traitement hygiénique convenable, un moyen des plus efficaces pour atteindre ce but. C'est principalement chez es enfans que l'indication d'un traitement prophylactique se présente le plus souvent.

On voit assez souvent des enfans de l'âge de quatre à huit ans, s'affaiblir peu à peu sans que l'on puisse découvrir chez eux une maladie qui explique cette espèce de dépérissement. Les parens attribuent volontiers cette complexion délicate de leur enfant à une croissance trop rapide, ou à une application trop forte ou trop prématurée de leurs facultés intellectuelles. Tout en reconnaissant la part d'influence qui peut appartenir à ce genre de causes, il n'en est pas moins vrai que cet état est bien plus souvent le résultat d'une nutrition languissante et imparfaite : la disgestion chez ces enfans est ordinairement lente et pénible; l'appétit est capricieux et généralement peu prononcé. Avec un peu d'attention on ne tardera pas à reconnaître que c'est dans ce défaut d'activité et de régularité des fonctions de nutrition qu'il faut chercher la principale cause de débilitation générale dont il s'agit.

C'est principalement parmi ces petits être chétifs et valétudinaires que la rougeole, la scarlatine, et, en général, les maladies éruptives font le plus de victimes. C'est particulièrement chez eux que l'on voit survenir ces maladies consécutives si fâcheuses et si tenaces, ces otites purulentes chroniques, ces ophtalmies rebelles, ces affections de poitrine si graves et si souvent mortelles. Il est très probable que le levain ou le germe de ces maladies existait depuis longtemps chez ces petits malades cacochymes, et n'attendait, pour ainsi dire, qu'une occasion favorable pour se développer. On préviendra le plus souvent ces accidens formidables en recourant de bonne heure aux moyens capables d'améliorer l'état général des enfans faibles et lymphatiques, sans attendre qu'il se soit développé chez eux cet ensemble de symptômes graves qui caractérisent la diathèse strumeuse. L'huile de foie de morue, administrée dans cette circonstance, produit souvent dans un court espace de temps les effets les plus heureux, ainsi que je l'ai constaté un grand nombre de fois. Après un traitement de quelques semaines et quelquefois même de quelques jours seulement, les enfans qui depuis longtemps mangeaient à peine quelques friandises et maigrissaient à vue d'œil, recouvrent un appétit normal et se contentent de toute espèce de nourriture; ils ne tardent pas à reprendre des forces et de l'embonpoint, ainsi que cette gaîté particulière et cette agilité dans les mouvemens qui, chez les enfans, dénotent le retour à un état de santé normal. Je dois faire remarquer, en passant, que les enfans les plus friands et les plus gâtés prenaient souvent avec plaisir ou du moins sans répugnance marquée l'huile de foie de morue que l'on a souvent de la peine à faire avaler aux adultes. Ne pourrait-on pas considérer cette appétence remarquable pour un corps gras d'une saveur aussi désagréable comme un indice que c'est bien le remède que la nature réclame dans les circonstances dont il s'agit?

Je ne puis omettre de faire mention ici des succès remarquables récemment obtenus par M. Rose, médecin de la prison de Swaffham, par le moyen de l'huile de morue administrée comme remède prophylactique pour prévenir les cachexies scrofuleuse et tuberculeuse qui se développent assez souvent chez les prisonniers qui subissent une détention prolongée. Voici la pratique adoptée aujourd'hui à la prison de Swaffham Aussitôt qu'un prisonnier montre les premiers signes de cette altération de la santé que l'on sait aboutir au développement de la scrofule, il est mis immédiatement à l'usage de l'huile de foie de morue; dans tous les cas, dit M. Rose, et en très peu de temps les malades ont recouvré leur coloration, leur embonpoint et leur santé habituelle. (*Bullet. de thérap. Janv.* 1852, *p.* 44.)

Doses et mode d'administration.

La dose moyenne de l'huile de foie de morue pour les adultes est de trois à six cuillerées par jour; pour les enfans cette dose est de deux à trois cuillerées à café, dose que l'on peut augmenter suivant l'âge de l'enfant. Dans certaines circonstances on doit faire prendre aux malades des quantités d'huile bien plus considérables, ainsi que nous l'avons dit à l'occasion du traitement de certaines maladies cutanées.

L'huile de foie de morue ne produit des effets marquans que lorsqu'elle a été administrée longtemps et avec persévérance. Un des principaux obstacles qui s'opposent au succès de ce genre de traitement c'est le dégoût que ce remède provoque chez certains malades.

On a cherché par divers moyens à faciliter l'emploi de cette huile précieuse, et à vaincre le dégoût qu'elle excite chez plusieurs malades. A cet effet on peut faire prendre au malade, qui vient d'avaler l'huile de morue, une substance propre à faire passer le goût de cette huile : comme, par exemple, de l'eau distillée de menthe, des pastilles de menthe, du café, du jus de citron, du sucre pilé, etc. Suivant M. Frédérique, l'huile de morue passe plus facilement si l'on a la précaution de mâcher immédiatement avant d'avaler l'huile, des morceaux d'écorce d'orange ou de citron, le médicament pris, on remet encore dans la bouche un autre morceau d'écorce d'orange. L'amertume de cette écorce a quelque chose de pénétrant qui se substitue avantageusement au goût désagréable de l'huile. Un autre moyen qui réussit également bien, c'est de faire rincer la bouche avant et après l'administration du médicament avec une cuillerée d'eau-de-vie.

Il y a des médecins qui préfèrent administrer l'huile de morue dans une mixture dans laquelle on fait entrer diverses substances capables de corriger la saveur de l'huile. Ce mode d'administration peut être employé avec avantage dans certaines circonstances : je vais indiquer quelques-unes des formules les plus usitées.

<pre>
                                        gramm.
Pr. : Huile de morue 120,0
       Vin de Malaga...................... 120,0
       Gomme arabique.....................   30,0
       M. f. émulsion. Ajoutez : oleo-saccharum
          de menthe poivrée...............   30,0
       Sirop d'écorces d'orange...........   30,0
</pre>

Prendre deux cuillerées, deux à trois fois par jour.

Bréfeld.

<pre>
                                        gramm.
Pr. : Huile de morue......................   30,0
       Solution de carbonate de potasse...   8,0
       Sirop d'écorces d'orange...........   30,0
       Huile essent. de calamus...........   4 gouttes.
</pre>

Une petite cuillerée, deux fois par jour.

Fehr.

<pre>
                                        gramm.
Pr. : Huile de morue......................   30,0
       Sirop d'écorces d'orange   30,0
       Eau d'anis.........................   30,0
       Huile essentielle de calamus.......   3 gouttes.
       Gomme arabique ....   8 gramm.
</pre>

Une cuillerée matin et soir.

Roesch.

Préparation d'un Sirop d'huile de foie de morue.

<pre>
                                        gramm.
       Huile de morue..................... 240,0
       Gomme en poudre.................... 150,0
       Eau de fontaine.................... 360,0
       Sirop aromatique................... 120,0
       M f. émulsion ; ajoutez : sucre ... 800,0
       Faites fondre à une douce chaleur.
       Passez et ajoutez eau de fl. d'oranger....   60,0
</pre>

Ce sirop, dont la composition a été indiquée par
M. Duclou, et qui est agréable au goût, se prend par
cuillerées et se conserve longtemps.

Il arrive quelquefois que l'huile de morue, après avoir
été prise sans répugnance pendant un certain temps, produit tout à coup chez les malades un dégoût insurmon-
table. Cet effet est quelquefois dû à une réaction fébrile
qui s'est déclarée chez le malade; ou bien l'économie,
saturée en quelque sorte de cette huile, cesse d'en éprou-
ver les effets physiologiques bienfaisans dont nous avons
si souvent parlé. Dans l'un et dans l'autre de ces cas, il
convient de suspendre l'usage du remède qui, dans ces
circonstances, produirait plus de mal que de bien. Nous
avons déjà dit pourquoi dans les cas d'exacerbation
fébrile, le traitement analeptique doit être supprimé et
remplacé par un traitement tempérant ou antiphlogistique. Dans les cas où le dégoût pour l'huile n'est dû
qu'à l'état de saturation dont nous venons de parler, il
serait également dangereux d'exiger l'emploi forcé de
cette huile médicamenteuse. Dans cette circonstance
l'huile dégraderait les fonctions digestives au lieu de les
améliorer; le malade au lieu d'engraisser maigrirait par
suite de ce dérangement dans la nutrition, et, secondairement les maladies, contre lesquelles le traitement à été
dirigé, ne céderaient, en aucune façon, à l'emploi d'une
huile que l'économie repousse et refuse de s'assimiler.

CONCLUSION.

L'huile de foie de morue agit sur l'économie comme un
remède éminemment analeptique et réparateur.

Cette action reconstituante de l'huile de morue est
clairement prouvée par l'observation des faits :

On a remarqué, d'une part, que l'effet le plus constant
produit par l'usage de cette huile, c'est le rétablissement

des forces et de l'embonpoint chez les individus d'une constitution détériorée par une nutrition vicieuse ou insuffisante ;

On a constaté, d'autre part, que les maladies, qui guérissent principalement par l'huile de morue, sont précisément celles qui sont liées à un état de cachexie générale et que l'on ne peut espérer de guérir qu'en améliorant préalablement l'état général des malades.

Les maladies dans lesquelles le traitement par l'huile de foie de morue réussit principalement, sont les diverses formes de la maladie scrofuleuse, particulièrement les scrofules des systèmes osseux et fibreux : l'ostéite chronique, la carie, les tubercules des os, les arthrites chroniques scrofuleuses (tumeurs blanches, coxalgie), le rachitisme, l'atrophie mésentérique, les tumeurs et les ulcérations scrofuleuses, les abcès froids, les ophtalmies scrofuleuses ; certaines maladies cutanées chroniques et rebelles ; beaucoup de cas de rhumatismes musculaires et articulaires chroniques ; certaines formes de la phthisie pulmonaire.

L'huile de morue est également indiquée dans un grand nombre d'autres maladies chroniques, principalement dans les cas où il s'agit de relever les forces du malade, et de rétablir une nutrition languissante et incomplète.

C'est ainsi que l'on a administré cette huile avec avantage dans les bronchites et dans les pleurésies chroniques, dans certaines gastrites chroniques, dans les névroses entretenues par une constitution faible et délicate ; dans certaines cachexies, telles que la cachexie d'origine syphilitique qui persiste quelquefois après l'emploi d'un traitement antivénérien ; dans les cas d'épuisement par une suppuration abondante.

Cette huile peut dans quelques maladies squirrheuses, fournir à la nature épuisée les élémens de force et de réaction nécessaires pour résister à la mlaadie et pour lui permettre de travailler efficacement, par un procédé qui nous est inconnu, à la résolution d'un engorgement suspect. Lorsque la diathèse cancéreuse a atteint les limites où commence l'incurabilité, l'huile de foie de morue peut encore soutenir les malades et les mettre en état de résister encore longtemps à la maladie qui menace leur existence.

L'huile de foie de morue est contre-indiquée dans toutes les maladies aiguës; elle est nuisible dans les cas de pléthore et d'embarras gastrique; en un mot, comme elle agit en sens inverse du traitement antiphlogistique, elle doit être proscrite dans tous les cas où ce dernier traitement est applicable, c'est-à-dire, toutes les fois qu'il s'agit de modérer ou de calmer un éréthisme vasculaire, ou de réprimer une tendance quelconque aux congestions sanguines et à l'inflammation.

Les propriétés médicamenteuses de l'huile de foie de morue ne doivent pas être attribuées principalement à l'iode; mais bien plutôt aux principes gras constitutifs de cette huile, et, en partie aussi, aux substances élémentaires de la bile provenant des foies des poissons qui servent à la préparation de cette huile animale.

L'huile de foie de morue, n'agissant le plus souvent comme moyen curatif qu'après avoir préalablement amélioré et pour ainsi dire transformé la constitution générale des malades, ce n'est qu'après un emploi prolongé et persévérant de cette huile qu'il est permis d'en attendre des résultats satisfaisans.

[illegible]

www.ingramcontent.com/pod-product-compliance
Ingram Content Group UK Ltd.
Pitfield, Milton Keynes, MK11 3LW, UK
UKHW022323070726
13614UKWH00002B/912